# 脑补

## 研究大脑　洞悉自己

包爱民——著

山东科学技术出版社
·济南·

**图书在版编目（CIP）数据**

脑补 ：研究大脑　洞悉自己 / 包爱民著. -- 济南 ：山东科学技术出版社，2025. 1（2025. 8 重印）.

ISBN 978-7-5723-2357-7

Ⅰ. R338.2-49

中国国家版本馆 CIP 数据核字第 20246DP388 号

# 脑补——研究大脑　洞悉自己

NAOBU——YANJIU DANAO　DONGXI ZIJI

策　　划：赵　猛
责任编辑：陈　昕　张　琳　庞　婕

**主管单位：山东出版传媒股份有限公司**
**出 版 者：山东科学技术出版社**
地址：济南市市中区舜耕路 517 号
邮编：250003　电话：（0531）82098088
网址：www.lkj.com.cn
电子邮件：sdkj@sdcbcm.com
**发 行 者：山东科学技术出版社**
地址：济南市市中区舜耕路 517 号
邮编：250003　电话：（0531）82098067
**印 刷 者：山东临沂新华印刷物流集团有限责任公司**
地址：山东临沂高新技术产业开发区龙湖路
邮编：276017　电话：（0539）2925659

**规格：** 32 开（130 mm × 185 mm）
**印张：** 7.25　　**字数：** 120 千
**版次：** 2025 年 1 月第 1 版　**印次：** 2025 年 8 月第 3 次印刷
**定价：** 59.00 元

# 序

大脑是如何运转的？意识是如何产生的？我们是不是只用了10%的大脑？人和人之间为什么如此不同？这些显然都需要通过针对人脑的研究才能够揭秘。还有我们更关注的大脑疾病，如严重危害人类健康的抑郁症、精神分裂症、阿尔茨海默病、帕金森病等疾病的发病机制，难以全部破解和治疗的原因是什么？

大脑是一个极其神秘而复杂的器官。从我们因压力而熬夜所导致的焦虑、记忆力下降甚至反应迟钝，到近年来引起广泛关注的精神疾病、神经疾病，脑科学的研究涵盖了所有这些重要话题。这些脑部疾病可能影响任何一个人，更可能发生在任何时刻——出生时、青春期、成年后或者耄耋之年。

一个成年人的大脑重量大约只有1300克，但其结构却极为复杂，由800亿到1000亿个神经元组成。这些神经元之间的连接总长度可达10万千米，它们共同组成了世界上最复杂的“机器”。每个人身体顶端的这个中央处理器如何运转，不仅决定了每个人与众不同的天赋、潜能、智力和能力，也决定了我们的短板和局限。然而，这个复杂的机器也会出现故障或者功能不良，使人罹患抑郁症、双相障碍、精神分裂症、帕金森病、阿尔茨海默病等。近年来技术的迅猛发展极大地推动了脑科学研究，而脑科学也是人工智能、社会科学、伦理学、犯罪心理学等诸多学科的发展基础。脑科学关乎人类健康、社会问题以及对人类潜能极限的探索，因此对于我们的日常生活具有重要意义。

在这本名为《脑补——研究大脑　洞悉自己》的书中，我试图以一种简明的方式，以生命的时间线为主线，讲解人类从出生后的发育成长、童年期、青春期到成熟，再到成年、衰老和最终死亡的各个阶段。在此过程中，本书还会穿插介绍各个时期常见的脑部疾病，以揭示大脑所下达的指令。此外，我还会介绍人脑组织库（脑库）的建立目的，以及它对于最终理解人类大脑的功能和疾病所起到的不可替代的关键作用。同时，我们将探讨当前脑科学研究的重要进展，科学家们为治疗脑部疾病所开发的先进技术，以及这些技术如何显著地改善我们的生活和健康。

在这本关于脑科学的科普图书中，你将看到脑科学与医学、法学、心理学、哲学、人文科学和计算机科学等领域的密切互动与相互促进。我们的大脑是如此复杂而迷人，它赋予我们思考、观察、聆听及区分美与丑、善与恶的能力，最终决定了我们是谁，以及将走向何方。

了解大脑是更好地认识自我、他人和我们所处世界的关键，针对人类大脑的研究，可以让我们洞悉自己，这将为我们的未来带来理解、信心与希望。

包爱民

2024 年 12 月

# 目录

第一章

# 大脑形成：我即我脑

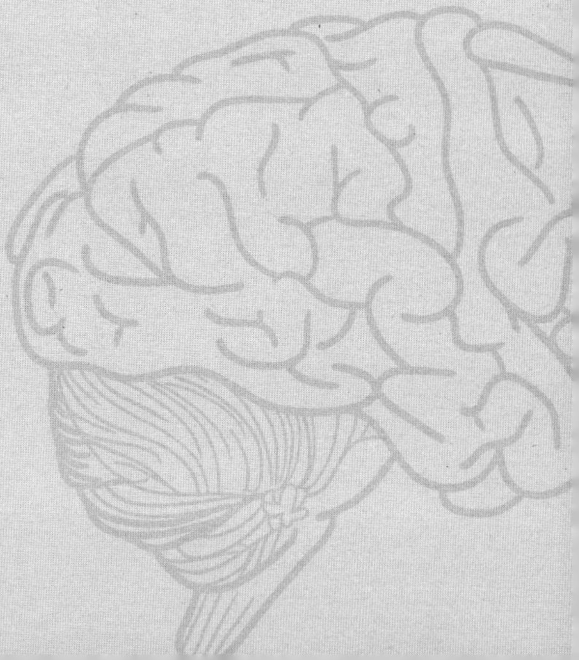

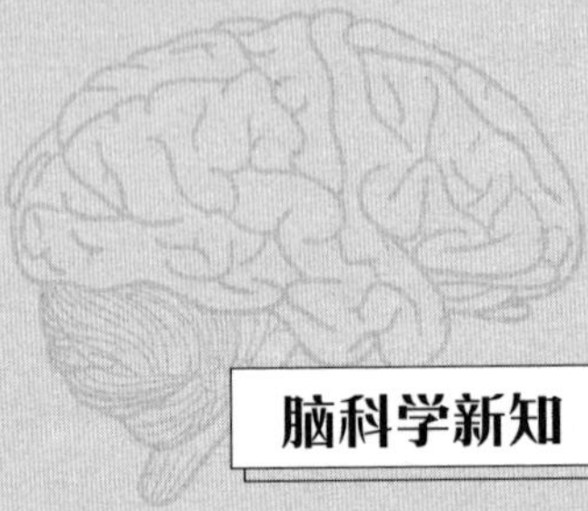

## 脑科学新知

· 大脑比较节能，能量消耗相当于一个 15 瓦的灯泡，但耗氧量却占据人体全部耗氧量的 20% ~ 25%。

· 即使基因、躯体、生长环境完全相同，甚至出生后看到的景象、听到的声音都是相同的，但性格仍然完全不一样。

· 职业的局限性是由大脑决定的。

## “3 磅小宇宙”的由来

人类心智的来源是大脑，这是一个高度复杂的系统，跟宇宙类似。外界的宇宙无边无际，大脑虽然被颅骨所包围，但是它的可能性是无穷的，像一个“小宇宙”。人类大脑的重量为 1200 ~ 1500 克，平均大约 1300 克，也就是 3 磅。所以，我们大脑里的这个“小宇宙”被称为“3 磅小宇宙”。

大脑神秘又复杂，是一个一直在积极、活跃、动态工作着的器官。我们的大脑含有 800 亿 ~ 1000 亿个神经元，含有神经元数量 10 倍以上的胶质细胞，也就是约 1 万亿个胶质细胞。神经元和神经元之间通过长达约 10 万千米的纤维相联系。两个神经元并不是紧密连接在一起的，二者之间有一个包含间隙的结构，叫作突触。每个神经元都有数千至上万个突触。正是这个无比复杂的系统构成了我们的大脑。不过，如此复杂、需要处理浩繁数据的系统却非常节能，在能量的消耗上，大脑仅相当于一个

15 瓦的灯泡。但大脑的耗氧量很高，占据了人体全部耗氧量的 20% ~ 25%，虽然 1500 克的大脑和我们的体重相比微乎其微。

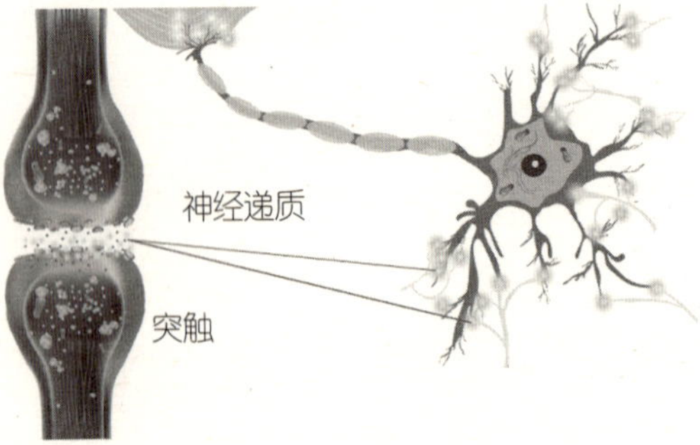


## “我”即“我脑”
## ——大脑决定了我们的根本属性

如今很多人体器官已经可以移植，比如心脏、肾脏、肝脏等。一位心脏捐献志愿者甲向心脏功能不全的患者乙捐献了心脏，甲的心脏移植到了乙的身体中，乙还是乙吗？答案是肯定的，因为乙的大脑没有变。同理，肾脏等器官的移植也是如此，它不会改变人体的属性。

脑移植则完全不同。虽然目前从技术上来说，脑移植是不可能实现的，但如果像科幻作品中那样，换头术、换脑术等实现了，甲的大脑移植到了乙的头颅中，乙还是乙吗？答案是否定的。乙“死”了，而甲却借助乙的遗体“活”了，所以大脑是决定一个人属性的根本器官。

我们用两种不同的脑损伤来对比一下。

有一种疾病叫闭锁综合征，是指患者的脑桥（大脑和脊髓连接处的一个结构）受损，导致大脑失去对身体的控制，患者一般表现为四肢瘫痪，丧失自主呼吸、不能说话，等等。即便如此，这些患者的大脑仍在正常运转，部分脑神经比如动眼神经等还在工作，因此他们仍然可以动眼、眨眼，并且性格等不会发生根本性的改变。

《潜水钟与蝴蝶》这部电影便是根据同名自传体小说改编的，讲述了一位闭锁综合征患者的故事。故事的主人公是法国时尚杂志的主编，也是一名记者，他罹患了闭锁综合征，身体被禁锢在轮椅中或者床上，只能靠动眼与外界沟通。那么他是怎么来表达自己意愿的呢?

他利用语言辅导师手中的字母板，通过动眼来拼出自己想要表达的单词。他甚至通过这种方式“写”出了自传，栩栩如生地记录下了自己患病前的生活和患病后的痛苦。

潜水钟是落在水底被禁锢的灵魂，蝴蝶代表自由的思想，作者想以此表达“虽然身体被禁锢，但我的大脑、思想仍然是完整的”。当然，这个故事是一个悲剧，在他学会用眼睛“写”字的时候，第一句话就是“我想去死”；而在“写”完这本书的3年后，他便选择结束了自己的生命。

相反，如果大脑的特殊部位受了损伤，即使是范围非常小的损伤，也会完全改变一个人。比如菲尼斯·盖奇。盖奇是19世纪美国的一位筑路工人，也是一位工头。他和工友的工作是把山炸开，用石子来铺路，同时让铁轨从山里穿过去。炸掉山体需要先到山体上，用长长的钢钎打洞，然后把炸药放进去，等所有人离开再引爆炸药。后来，发生了事故。盖奇放好炸药，人还没有离开，炸药便提前爆炸了。那根打洞用的钢钎猛地从他的左脸颊穿进去，一下子就穿透了他的头颅。

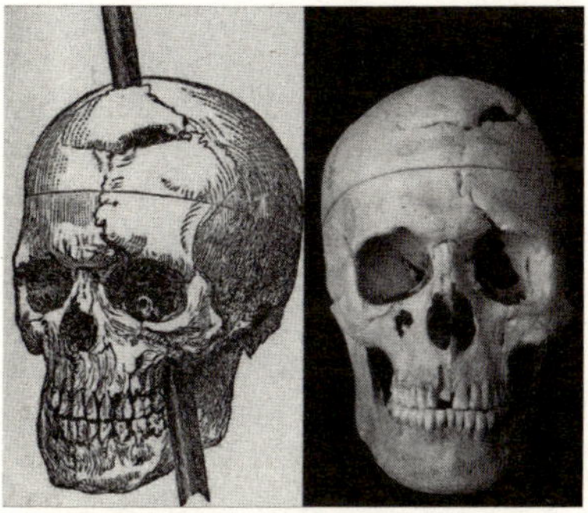

医生描述的铁棒穿透颅骨的方向
（图源：Wikipedia）

盖奇当场昏迷在地，工友们把他送去医院抢救，经过治疗，他奇迹般地活了下来。康复以后，他还和这根钢钎拍了一张合影，告诉大家：快来看，这就是当时的钢钎。

这次事故后，盖奇的吃喝拉撒、说话行走等都没受到影响，但他却从一个和蔼可亲、容易交往的人，变成了一个暴躁、易怒、满口脏话、难以沟通、无法合作的人，导致老板最后不得不开除他。开除他的时候，盖奇的工友们说了这样一句话，“我们所认识的那位盖奇不见了”。

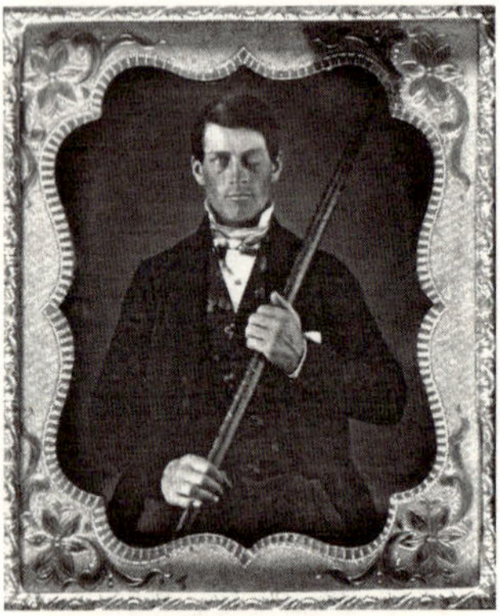

盖奇手握铁棒
（图源：Wikipedia）

正是这次脑损伤导致盖奇成了另外一个人。虽然盖奇大脑的语言区、运动区没有受损，皮层下的一些区域，包括主管人体吃喝拉撒的区域也都没有受损，但这根钢钎损害了盖奇大脑的前额叶，这使得他完全变成了另外一个人。这个极端的例子说明，如果大脑的特殊部位受到了伤害，这个人已经不是原来的那个人，个人的属性也跟着被改变了。

## 连体双胞胎是一个人还是两个人

我们的性格不是由心、肝、肾或者胳膊、腿等器官决定的，而是由大脑决定的。

心理学家把性格分为大五类人格（Big Five），即神经质、外倾性、开放性、宜人性、责任心。

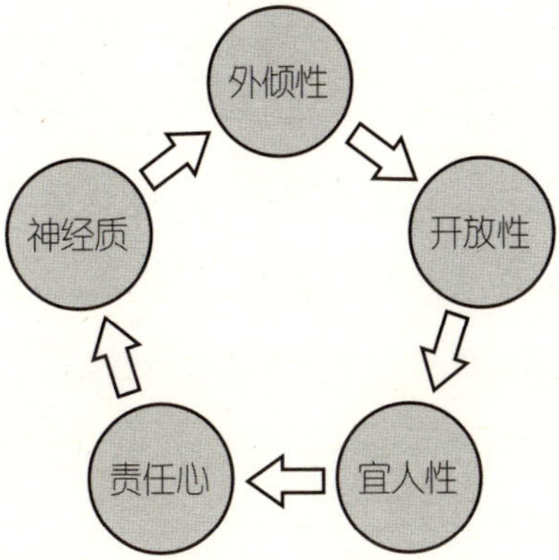

当我们躺在磁共振仪器下，处于休息态或者静息态，也就是不主动做任何思考时，不同性格的人，大脑各个脑区的活性是不一样的。并且，我们说一个人具有某一种主要的人格特性，并不代表他完全没有另外的四种特性，或多或少都会呈现出一种杂合在一起的个性。

那么，是什么决定了我们的性格呢？

先看第一个概念——遗传。人的智商 80% 左右由遗传决定，那么性格也是由遗传决定的吗？答案是否定的。

美国的阿比盖尔和布列塔尼姐妹是连体双胞胎。为什么称她们为“姐妹”呢？因为她们说“我们是完全不同的两个人”。这个例子生动地显示了这样一种结论：即使基因甚至躯体完全相同，出生后的生长环境，看到的景象、听到的声音也都相同，但性格仍然可能完全不一样。姐妹俩成年以后考取驾驶证时，当局认定她们是两个人，所以发了两本驾照，当然她们也考了两次试。

还有一对同卵双胞胎，他们长得非常像，但如果看一下他们的大脑磁共振图像，就可以看到两人的大脑在刚出生时就已经不一样了。这表明虽然基因一样，也就是我们所说的遗传物质一样，但大脑完全不一样。

那么，这又是怎么回事呢？我们来看第二个概念——自组织化。

自组织化指的是在一定的条件下，一个系统从无序走向有序、从低级有序走向高级有序的过程。比如天空中的鸟群，并没有领头鸟，但那么多鸟却可以整齐有序地飞行。鸟群是如何做到的呢？这就是任何一个复杂系统都拥有的特征，即自组织化。

人类大脑中的神经元发展到今天，总数达到了1000 亿个。其实在人类大脑最早形成的时候，神经元数量是这个数量的 5 倍以上，也就是说，大量的神经元在大脑发育过程中消失了。为什么？因为现存的这些神经元是通过类似适者生存的进化机制竞争后留下来的。

如果神经元之间在恰当的时机建立了良好的联系，那么彼此之间的突触联系就会加强、稳固，并从对方那里获得神经营养因子；如果神经元之间没有建立起良好的突触联系，那么就会逐渐死亡。也就是说，联系稳固的神经元活下来了，没建立联系的就死了。这个过程非常像进化过程中的适者生存，所以称为神经元达尔文主义。

第三个概念——程序化。比如性激素对胎儿大脑性别分化的影响，还有准妈妈是否缺乏营养、是否存在胎盘功能不良、是否接触了化学物质，或者是否有压力……这些都能够影响胎儿，这个过程就是程序化的过程。只要属于程序化过程，就会对一个人产生终身影响，导致大脑出现差异。

那么，出生后外界的因素能不能影响大脑呢？答案是“能”。母语、信仰对大脑都会有影响，儿童期是否遭受创伤也会影响大脑。

在自组织化和程序化机制的影响下，每个人的大脑都是独一无二、各具潜能和局限性的。这种差异性或者多样性就是进化带给人类的，它们其实是进化的引擎。大自然热爱这种差异性，但往往也会有一个先天的排他性，就是我们不太喜欢跟自己不一样的人。

为什么？我们后面会分析。

## 职业潜能与局限性，都由大脑决定

除了性格，大脑还决定了每个人的职业潜能及局限性。某些运动员，即使肢体残缺不全，也不妨碍他们成为某一个领域的强者。为什么肢体残疾的他们仍然是赛场上的强者呢？因为大脑，大脑决定了他们的运动潜能。

局限性就是指一个人这一生可以做什么和不可以做什么。比如，一个人非常喜欢舞蹈，但是做不了芭蕾舞演员；非常喜欢音乐，但是不能成为一名音乐家。这种职业局限性便是由大脑决定的。

第二章

# 大脑生长：从胎儿到坠入爱河

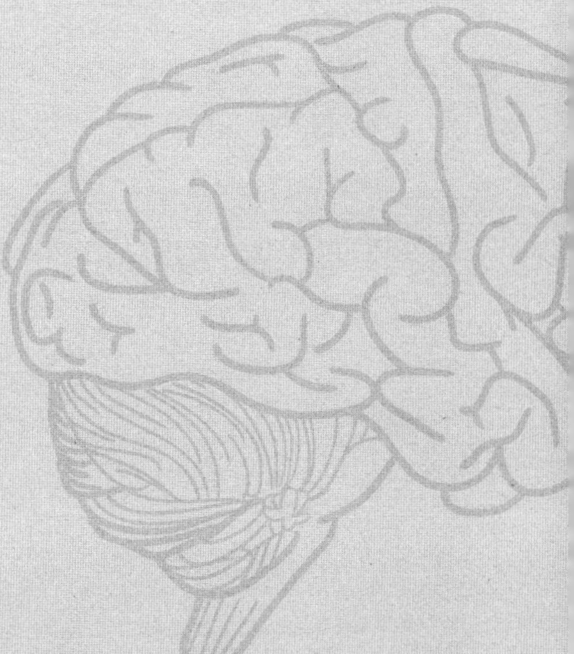

## 脑科学新知

- 宫内环境与基因相互作用，共同构成先天因素。
- 分娩很可能是由胎儿启动的。
- 精神分裂症患者真正的发病时间是胎儿期。
- 人在陷入爱情时，往往有很好的创意，这可能与奖赏系统的激活有关。
- 青春期的大脑发育存在性别差异。
- 恋爱是一种暂时的精神错乱。

## 胎儿期：父母如何影响孩子大脑的形成

### 1. 宫内环境和基因相互作用，共同构成先天因素

孕期对于胎儿大脑发育非常重要。受精卵从形成的那一刻起，在子宫中大约要度过 10 个月的时间，也就是人们常说的“十月怀胎”。这个过程至关重要，它决定了大脑发育的先天因素。

简单来说，先天因素就是出生之前的一切。不仅包括基因，还包括发育的各个阶段。宫内环境和基因因素相互作用，它们共同构成了所谓的先天因素，即出生前就已经存在的因素。

### 2. 孕期营养不良会影响孩子的大脑发育

1944—1945 年，纳粹德国占领了荷兰的北方，为了报复抵抗组织，切断了那里的粮食供应。在那个阶段出生或者孕育的孩子，在他们 60 多岁的时候，接受了一次检查。结果发现，在这些人中，精神分裂症、抑郁症、肥胖症的发病率比其他年龄段

的人高出了2倍。肥胖是大脑适应环境的结果，因为在食物极度缺乏的情况下，人体会调动一种机制，把所有可以获得的营养都储存下来。现在的荷兰已经是发达国家，人们不再缺乏营养了，但是大脑的特征却留了下来，告诉身体要把所有的营养都储存起来，这就很容易导致肥胖。

出生于或者孕育于那个阶段的孩子，长大以后的脑体积越小，阿尔茨海默病（老年痴呆症）就可能越早发生。相关研究正在继续跟踪这部分人群，以观察阿尔茨海默病是否会更早发生。

所以，营养不良会影响大脑发育。虽然准妈妈营养足够，但如果胎盘功能不良，胎儿得不到充足的营养，也会影响大脑的发育。因此，建议所有准妈妈都要定期去做检查。

### 3. 大脑发育是神经网络的形成过程

那么，小宝宝的大脑是如何发育为成年人大脑的呢？先看一下大脑的构成。大脑是由上百亿个神经元组成的，而神经元又是由细胞体和神经纤维组成的。这些纤维的总长度可达10万千米，是一个非常复杂的网络。

每一个神经元内的DNA数量是恒定的，所以我们可以通过测量整个大脑中神经元的DNA含量来推测神经元的数量。出生前，神经元的数量急剧上升，出生后逐渐放缓，最终在4岁左右进入平稳阶段。那么，是不是到了4岁左右，神经元数量就和成年人差不多了呢？答案是肯定的。

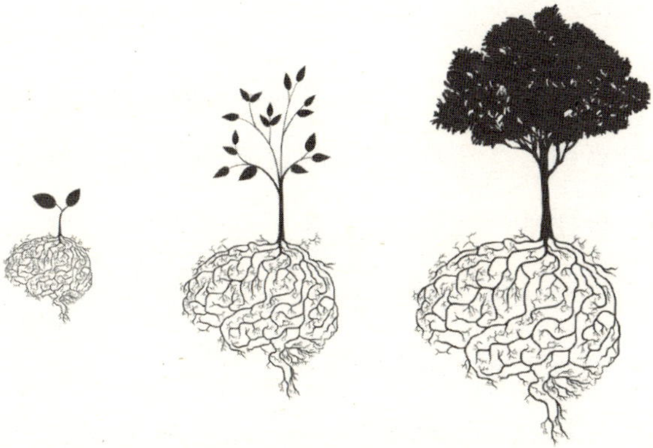

科学家曾经做过这样的实验：把发育中的两个神经元放在显微镜下进行仔细观察。一个神经元用绿色 γ-氨基丁酸（GABA）进行染色，GABA

是大脑中最重要的抑制性神经递质；另一个神经元用红色天冬氨酸进行染色，天冬氨酸是一种重要的兴奋性神经递质。

3个星期以后，当科学家们再次在显微镜下观察时发现，神经元的数量并没有增加。那两个神经元似乎还在原来的位置，但它们之间产生了大量的纤维，这些相互联系的纤维是神经发育过程中最重要的一个特征。同时，科学家们还看见了蓝色的点，在神经元和神经元接触的地方，被称为突触。与3个星期前相比，此时还产生了大量的突触。这就是抑制性和兴奋性递质达到平衡的神经网络的形成过程，也就是大脑的发育过程。

### 4.哪些因素会导致胎儿大脑发育畸形

大约在受精卵形成两个星期以后，便开始进行性别分化了。与此同时，神经系统也在发育：从一个神经板开始。神经板先凹陷，然后合拢，形成一个神经管。神经管的前、后部分将分别发育成大脑和脊髓。

正常胎儿的大脑和脊髓都发育得很好，但如果准妈妈在那个时期接触到了特定的化学物质，导致不该发育的发育了，或者该发育的没发育，都可能引起神经管结构的紊乱：神经管闭合不全，就会导致无脑儿；如果神经管的后侧闭合不全，就会导致脊柱裂。也就是说，在胎儿早期发育过程中，特定的化学物质缺乏或者存在过多,都会导致发育紊乱，这种紊乱被称为畸形发育。不论是无脑儿还是脊柱裂，都严重威胁婴儿的生命。

那么，什么样的化合物会造成这种后果呢?

如果准妈妈罹患癫痫，也就是俗称的“羊角风”，需要用药控制。但如果选用了抗癫痫药丙戊酸钠（这种药在过去经常被选用），就有很大的可能导致孩子脊柱裂，虽然不是百分之百，但是风险非常高。丙戊酸钠还可能导致孩子智商较低、语言水平低下以及更多的记忆障碍。每一个大脑来到世界的重要任务是什么？是学习。并不是只有坐在学校里才是学习，这里所说的学习是广义的，包括从周围环境、前人的经验中学习。当我们遇到任何特殊的场景时，都需要把自己的记忆调出来，这就叫学习记忆。如果学习记忆有障碍，对于老年人来说就是痴呆，对于孩子来说，则可能无法在学校学习，成年后在社会上也很难立足。现在临床上已经用卡马西平代替丙戊酸钠来治疗孕期癫痫，因为卡马西平相对更安全。

胎儿酒精综合征是准妈妈酗酒导致的。大脑皮层有 6 层，也叫新皮层。神经元在发育过程中是知道自己应该爬到哪一层停下来的，它们会沿着“攀岩纤维”爬到自己的所在层。但解剖一个出生后不久就死亡的胎儿酒精综合征个体的大脑可以看到，它的大脑表面有大量白色物质，铺在脑膜外面，这些物质就是神经元。也就是说，这些神经元没有停在自己应该停留的位置，而是突破了脑膜，跑到了大脑外面。这样的大脑功能肯定极其低下，这也是很多婴儿夭折的原因。

如果准妈妈从事农业工作，经常接触农药，也会增加孕育无脑儿的风险。无脑儿的死亡率极高，因此一定要重视孕期接触化合物的问题，尽量不要接触致畸药物。

此外，还有重金属污染的问题，比如铅中毒、汞中毒。20 世纪 50 年代，日本熊本县暴发了轰动世界的水俣病事件，大量鱼类死亡，人类中枢神经系统受到侵害，当地畸胎的发生率也有所升高。科学家经过调查后发现，原来是因为汞中毒。土壤、水等都被汞污染了，鱼吃了汞，人又吃了鱼，汞便进入人体，从而对人类中枢神经和胎儿的脑发育产生了巨大的影响。

### 5. 化学物质可能导致成年后的精神问题

在胎儿发育阶段，化学物质可能导致微妙的神经紊乱。我们将其称为功能畸胎儿或者行为畸胎儿，这也是当前脑科学研究的一个热门话题。

也就是说，孩子生下来可能不缺胳膊不缺腿，不是无脑儿，也没有脊柱裂等肉眼可见的畸形，但在长大后需要用到大脑某些功能的时候，比如社交、语言学习、融入社会时，他们的表现可能是异常的（正常和异常都遵循一个正态分布曲线，绝大部分人位于曲线的 95% 以内，高于或低于 2.5% 都属于“与众不同”）。这些与众不同我们有时会称之为“紊乱”，我们希望他快乐但他却不快乐，希望他健康但他却不健康，这不就是“障碍”（disorder）吗？如果我们代表“有序”（order），那他们就是“无序”（disorder）；如果我们代表“正常”（normal），那他们就是“不正常”（abnormal）。

这里所说的化学物质包括以下几种：

第一种是药物。怀孕期间准妈妈服用了致畸药物，或者环境污染、食物缺乏、碘盐缺乏，都可能对胎儿的大脑发育，也就是神经系统发育产生永久性的影响。这也就是我们前面所说的程序化效应，所以每一位准妈妈都要谨慎。

如果女性患有抑郁症，怀孕后是需要治疗的，否则她很可能做出终止妊娠或结束自己的生命等极端行为，所以需要用抗抑郁药进行治疗。但是一定要注意，如果滥用药物，不在医生的指导下用药，很可能增加孩子将来患孤独症的风险。因此，精神科医生会密切监测这样的孕妇，通过光疗、经颅磁刺激等手段合理使用药物，保证母子的安全。

第二种是化学品。比如准妈妈吸烟、酗酒、吸食毒品等，孩子成年后可能更具有攻击性、反社会人格、犯罪倾向，易患孤独症、注意缺陷与多动障碍等，这就是所谓的行为畸胎。这些孩子器官发育正常，脊柱也没有裂开，但精神方面的某些表现却让人们感觉到异常。准妈妈无论是主动吸烟，还是被动吸入二手烟，都可能产生这样的后果。所以，即便生下一个外貌良好的孩子，也不能肯定地认为他的大脑就是非常健康的。有些准妈妈虽然吸烟，但在遗传上对于疾病具有抵抗性，也就是即使吸烟，生下的孩子也没有任何问题，这是完全有可能的。

环境中的增塑剂，也就是塑料软化剂，其主要成分为邻苯二甲酸盐，在食品包装袋等塑料制品中广泛存在。如果准妈妈大量接触增塑剂，她的孩子将来罹患注意缺陷与多动障碍的概率便会增加。

目前已经有研究表明，机动车尾气和空气污染也会增加患孤独症的风险，当然也包括雾霾。这也是整个社会下大力气整治机动车尾气和雾霾的重要原因——为了子孙后代的健康。

**6. 低智商往往是由新的基因突变导致的**

我们有时会看到父母非常聪明，但孩子的智商却相对较低。为什么会出现这种情况？

智商 80% 及以上由基因决定，而低智商往往是由新的基因突变导致的，因为新的基因突变完全有可能在孩子身上发生。但有一点需要明确，这些基因突变并非来自父母本身，而是在受精卵形成的过程中产生的。受精卵形成后，由于外界因素的干扰，如辐射等，也可能导致基因突变，进而引发低智商。

低智商的智商范围通常为 50 ~ 70，而正常人的智商为 100。据统计，低智商者在整个人群中的占比是 16%，但在犯罪人群中却高达 50%。

唐氏综合征是低智商的一种表现形式，也被称为 21- 三体综合征，这个名称来源于人类的染色体结构。人体共有 23 对染色体，每一对染色体都有两条单体，一条来自父亲，一条来自母亲。然而，在唐氏综合征患者中，第 21 号染色体上会出现第 3 条单体，这是染色体在大脑发育过程中出现障碍所造成的，而这类孩子的智力往往比较低下。那么，唐氏综合征与哪些因素有关呢？除了基因，还与母亲的生育年龄密切相关。科学研究发现，如果女性超过 35 岁再受孕，那么孩子患病的概率就会急剧上升。当然，这并不意味着一定会患病，只是相比年轻的孕妇，其孩子的患病风险会更高。

此外，我们还需要关注基因突变与父亲年龄的关系。虽然我们经常听说男性七八十岁也能生育的案例，但科学研究发现，父亲的年龄还是年轻一点更好。与 22 岁的父亲相比，父亲超过 45 岁的孩子罹患双相障碍（也称为躁郁症或躁狂抑郁症）的风险是前者的 20 倍，注意缺陷与多动障碍风险是前者的10倍，孤独症风险是3倍，自杀意念风险是2.5倍，物质滥用（包括成瘾药物）风险是2倍。物质滥用是孩子将来可能成瘾的因素之一，包括对乙醇和香烟的成瘾。因此，即使是男性也应该注意自己的生育年龄，尽量不要在年龄太大时再生育，否则孩子的患病风险也会增加。

## 分娩：有些难产和早产是由胎儿大脑决定的

### 1. 分娩很可能是由胎儿启动的

我们通常觉得分娩就像瓜熟蒂落，是妈妈孕育的一个自然过程，但经过长期研究和分析，科学家们发现，分娩很可能是由胎儿启动的。

其实很早之前，就已经有哲人或医学家，比如希波克拉底，注意到分娩可能是由胎儿启动的，也就是说，既不是医生说时间到了孩子该出来了，也不是妈妈说时间到了该把孩子生下来了，而是胎儿在妈妈肚子里发动了这一过程。希波克拉底说过，当鸡蛋不再给小鸡提供食物，缺乏小鸡生命所需的营养物质时，小鸡就会进行暴力活动——啄破蛋壳寻找食物。

类似地，人类胎儿也是如此。当胎儿长到他认为母亲子宫的氧气和养料不再充足的时候，就会躁动不安，想要突破羊膜来到世界上。但希波克拉底当时并没有非常明确的科学依据，只是主观认为分娩应该是由胎儿启动的。

用现代科学解释，就是当胎儿长到十个月的时候，母体无法继续向他提供充足的、可继续发育的营养，胎儿在子宫中察觉到营养不足，大脑的应激反应系统便被激活，即下丘脑 - 垂体 - 肾上腺轴被激活。下丘脑的应激反应导致垂体分泌促肾上腺皮质激素（ACTH），激素释放到血液里面，诱发肾上腺产生应激激素皮质醇，皮质醇可降低胎盘释放孕酮的量，造成雌激素水平上升。也就是先应激，然后通过应激系统导致胎盘里的激素发生变化，激素变化导致子宫对催产素更加敏感。催产素可促使子宫收缩，宫缩加强，于是分娩便开始了。

那么，产妇本身难道不起作用吗？

当然也不是。一个最佳的分娩过程，需要母亲和胎儿之间的精妙合作。

先是胎儿感觉营养不够，有了生存压力，便启动分娩，通过应激反应系统，导致母亲的子宫开始宫缩。母亲子宫收缩是一种肌肉收缩，因为肌肉里都有神经，神经信号因此通过妈妈的脊髓上传到下丘脑，分泌催产素，催产素又通过血液到达胎盘，进一步收缩子宫，最终导致胎儿成功娩出。所以，整个分娩过程先是由胎儿来启动，紧接着妈妈的下丘脑分泌更多的催产素，使子宫可以持续有效地收缩，从而将胎儿娩出。

由此我们可以推断，如果胎儿的大脑存在功能紊乱，比如无脑儿，那他在分娩过程中就无法发挥启动分娩的关键作用。通过研究，我们发现无脑儿都有早产或者过期产的情况。正常怀孕时间一般是

40周，如果不满37周就分娩，这就是早产；如果超过42周还不分娩，那就是过期产。同时，无脑儿娩出所需的时间也是正常胎儿的3倍，分娩用时和速度都紊乱,就是因为胎儿的大脑本身功能不良。

无脑儿还有一个特征，就是很容易死亡。胎儿的大脑还分泌一种激素，叫血管升压素，是和催产素一起分泌的，它们的结构也非常像，只有3个肽的结构不同。在分娩过程中，血管升压素可确保血液到达维持胎儿生命最重要的器官，比如心脏、垂体、大脑等。但无脑儿除了催产素分泌有问题，其他的一些激素或者神经肽分泌也有问题，所以大约有半数以上的无脑儿无法在分娩过程中存活下来，这再次说明健康的胎儿大脑对于分娩具有至关重要的作用。

**2. 脑瘫不是难产造成的**

大多数人都有一种误解，认为孩子大脑的异常是难产造成的。例如，1862年伦敦的李特尔博士就确信脑瘫是在分娩过程中，由于大脑缺氧或者其他的创伤造成的，所以在分娩开始前就必须把孩子“拉”出来。直到现在，还有不少父母认为，脑瘫是由产程迟滞或者其他分娩创伤引起的。

然而，脑科学研究已经发现，大约只有6%的个体智力迟钝是由于出生时缺氧造成的，其他则大多是因为在出生前胎儿便已经出现了脑发育不良，即分娩前胎儿已经有了宫内生长停滞、宫内活动减少等表现，也就是说，胎儿的大脑发育不良在前，是大脑发育不良才导致产程也就是分娩过程出现异常，所以脑瘫的真正原因实际上是先天异常，比如宫内感染、接触了不该接触的化合物、缺碘等，这已经是目前学界公认的观点。

有一种病叫普拉德－威利综合征，也叫“小胖威利综合征”。这种“小胖”会不停地进食，好像怎么吃也吃不饱。研究发现，大多数“小胖”在出生过程中都经历过难产，并且出生后一开始他们是无法进食的，没有力气吸奶。但是过了这个阶段，当他们可以吃东西时，就会突然进入永远感觉不到饱、一直在进食的状态，最后导致自己成为胖子。这些患者也有智力缺陷以及生理功能紊乱的问题。曾经有人说，“小胖”们好像基本都是难产儿，因此认为是难产导致他们出现了问题。但事实并非如此，普拉德－威利综合征是一种遗传性疾病，病因来自父亲的染色体，即21号染色体长臂。也就是说，这种遗传病加上宫内的一些发育因素，导致胎儿大脑发育不良，进而引发了难产。

### 3. 精神分裂症真正的发病时间是在胎儿期

精神分裂症是一种发育性疾病，虽然这种疾病大多数在青春期之后才会表现出临床症状，但它依然是先天性的发育性疾病，真正的发病时间其实是在妈妈的子宫里。如果我们回溯精神分裂症患者的出生，便会发现这些异常现象。有一项研究，通过对不同研究中关于同样科学问题的数据进行集萃分析，对比了700例精神分裂症患者与800多例正常者。结果显示，精神分裂症患者产前分娩异常者是正常者的1.47倍，胎儿体重低于2500克者是正常者的 1.51 倍，胎儿严重身体异常者是正常者的 2.13 倍。整个过程我们称为“产科并发症分析”。

人们发现，孤独症也是因大脑早期发育紊乱引起的。还有一种非常典型的疾病叫神经性厌食症，属于进食障碍。患者的智能发育完好，他们的职业可能是模特、演员等对身材要求比较高的行业。这里要注意，这部分患者是先出现进食障碍，导致“身材好”，所以才从事了这个职业，并不是这个职业促使他们节食才导致进食障碍。神经性厌食症是先天性下丘脑功能障碍，导致患者自身无法调节血糖水平。前面提到，胎儿发动分娩是因为他感觉到营养不够了，这里的营养也包括血糖。一旦胎儿出现下丘脑功能障碍，他便感受不到血糖发生的变化，无法准确判断营养水平，因此产程便会过早或过迟。

由于胎儿大脑功能出现了紊乱，这种紊乱使得胎儿不能在分娩过程中发挥关键作用，导致分娩过程出现了异常，所以出生过程中所有的产科并发症都可能出现，比如早产、过期产、产程迟滞等。也就是说，如果分娩过程出现异常，排除其他因素（如母体因素、外伤因素等），可能是胎儿大脑发育不良的信号之一，后续应尽快采取应对措施。

综上所述，产科并发症很可能就是胎儿脑或者是下丘脑发育缺陷的第一个症状，所以大脑发育障碍是原因，而不是产程不顺的结果。因此，爸爸妈妈、医护人员（包括助产士）等，都应该及时关注胎儿的脑发育情况，以便对患儿开展监护和发育追踪。

这也符合弗洛伊德的观点。弗洛伊德认为，如果仅仅因为生育时外界的条件过差导致难产，往往不会对孩子的大脑造成严重影响。他的这个观点表明，如果胎儿时期大脑发育是良好的，即使分娩的方式和过程不同，比如有的是在家里分娩，有的去了大医院分娩，孩子将来的大脑发育也都是良好的。相反，哪怕是在最先进的医院，只要有过难产的经历，就应该跟踪观察孩子是否有大脑发育不良的情况。

### 4. 为什么有一种冷是“妈妈觉得你冷”

我们经常说“有一种冷是妈妈觉得你冷”“有一种饿是妈妈觉得你饿”，妈妈经常会说“穿这么少不冷吗”“吃饱了吗，吃得太少了”。妈妈总是担忧孩子可能会因为穿得少而感冒，因为没吃饱而挨饿。哪怕孩子已经成年了，在妈妈心里依旧是需要她照顾的宝宝。那么，妈妈为什么会有这种担忧呢？

哺乳动物母体在怀孕时，大脑会分泌催乳素。催乳素会引起一种筑巢行为（在动物群体中），对人类来说，这种行为就表现为准妈妈会非常关注新生儿的居住环境以及各种生活用品（比如摇篮、衣服、哺喂工具等）是否已经准备好了。

在孕期即将结束时，准妈妈的大脑和胎儿的大脑都会分泌大量的催乳素，这种激素可以刺激母亲的乳汁分泌。除了催乳素，母亲的大脑还会分泌催产素。我们已经知道催产素能够促进分娩，但其实它还有一个重要功能，即建立人和人之间良好的社交关系，因此我们又将催产素称为亲密激素。在母亲和孩子之间，催产素水平的增高能够影响母亲大脑的情绪区，减少其产后抑郁和焦虑，增加母子之间的亲密关系。而哺育行为，比如喂奶以及母亲和孩子一起玩耍等,反过来又可以促进催产素的分泌。除了促进分娩，催产素的作用还有两个：第一，可以使母亲情绪稳定；第二，可以在母亲和孩子之间建立一种温暖的依恋关系。

从怀孕开始，妈妈体内激素的显著变化，使得其大脑也发生变化。这种变化在抚养孩子的过程中会不断得到加强，被编入母亲的大脑行为程序中，最后变成长期甚至永久的行为。

所以，我们不要觉得这是唠叨，这其实是妈妈的大脑特征，是一种母性行为，是自然现象，任何人都无法把这种想法从妈妈的大脑中删除。

### 5. 父亲的大脑发生了哪些变化

在两三百万年前，人类新生儿的体重就已经是刚出生类人猿体重的 2 倍了。这个时候，让刚分娩的母亲既照顾自己又照顾婴儿，是非常困难的，所以，就需要父亲来分担照料婴儿的任务，这其实是事关种群繁衍、生死攸关的行为。父亲既要确保母亲和婴儿有足够的食物，又要应对周围危机四伏的环境。那么，在这个过程中，父亲的大脑发生了哪些变化呢？

首先，父亲的催乳素水平也会增加，这会引起他的照顾行为，促使他去照顾妈妈和婴儿。其次，父亲的睾酮（也就是雄激素水平）会下降。为什么会下降呢？这是因为准妈妈身上会发出一种信息素——费洛蒙。这种信息素我们闻不到，但它确实存在，既有性吸引的作用，也有性排斥的作用。它会导致准爸爸的雄激素水平下降，所以大多数情况下，爸爸对孩子和配偶的攻击行为很少，因为雄激素是攻击行为的重要因素。此外，雄激素的降低还导致男性的性欲在这个时期也出现下降。

准爸爸体内这些激素水平的变化很可能和准妈妈发出的信息素有关。爸爸体内的催乳素、催产素在孩子出生后以及在养育宝宝的过程中发生了很重要的变化。此外，科学家还发现，爸爸和孩子一起玩耍的时候，爸爸的催产素是增高的；爸爸受到孩子温柔的刺激时，比如孩子用小手摸摸父亲，爸爸的催产素也是增高的。所以，在整个成长过程中，爸爸有很多机会对孩子进行启发和引导，这就是父性行为的生物学基础。

但父性行为不仅限于照顾、保护、启发等这些高尚行为，也包含带有雄激素特征的行为，如攻击。我们会看到动物世界里有吃掉、伤害自己孩子的行为，这在人类群体中同样也有，比如引起我们极大愤怒的杀婴、虐待儿童等案件。

与父亲的这种攻击行为相反，人类母亲终身都有很高的警惕性，担心孩子可能面对的所有威胁，直到去世前都会保持这种警惕性，会一直提醒孩子注意安全。我们把这称作“母爱”。有人会觉得母亲的这种提醒是烦琐的、冗余的，但这是母亲大脑的特征，是一种可理解的行为。

## 幼儿期：对幼儿的忽视，可能会毁掉其一生的幸福

### 1. 大脑发育到底由先天还是由后天决定

大脑的特征是由先天决定的，后天的因素也非常重要。幼儿大脑的发育需要一个温暖的、富于刺激的环境。丰富的环境会对大脑产生良好的影响，比如运动、音乐都能刺激大脑的发育。家长除了关注婴儿的吃喝等基本需求，还需要经常与婴儿进行语言交流，哪怕婴儿不会说话，不能回应你。忽视或者冷落，会导致孩子的大脑进入程序性发育，最后形成一个功能不良的大脑。

如果用不同的动物大脑跟人类大脑相比，在绝对重量上，人类大脑不一定比得过一些动物大脑。比如，白鲸、大象的脑重量可能超过人类，但在脑的进化比率上，人类却是站在最高点的。脑的进化比率是指在进化过程中，人类所获得的额外脑组织和基础脑组织的比值。什么叫基础脑组织？就是负

责吃、喝、拉、撒、睡、穿等这些基本动作行为的脑组织，掌控进食、排泄、睡觉等主要生存行为。这些脑组织，人类有，其他动物也有，但是人类大脑在整个进化过程中获得了最多的额外脑组织。

这些额外的脑组织也就是大脑的新皮层，主要功能是创造和交流，也就是我们说的创新、创意，包括科学、技术、艺术等方面的创造，这些行为只有人脑才能实现。动物之间也有交流，但人类的交流方式非常独特，使用了语言和艺术（音乐、舞蹈、绘画等）。

由于遗传、自组织化、程序化这三个重要机制的影响，每个大脑都是独一无二的，都具有自身的潜能和局限性，天赋和潜能的发展将从语言、信仰、道德行为的培养开始。而且父母一定要了解大脑是有差异的，不要总说别人家的孩子多么出色，而应该多注意自己的孩子有什么独有的特征。此外，过早地给孩子强加信仰可能并不是一件好事，因为有一些信仰对人的影响是程序化的、持久化的，所以，该不该在孩子还那么小、大脑发育还很幼稚的时候就把信仰加进去，需要进一步探讨。

### 2. 有些道德是烙印在基因中的

我们都认为道德行为规范要从小开始培养，“道德”真的是教育出来的吗？其实，有的道德已经烙印在我们的基因中，是由遗传决定的，只是随着发育逐渐展现出来。有的则是由环境决定的，比如母语或者信仰，跟遗传没有太大关系。

类人猿（比如倭黑猩猩、大猩猩等）也是社会动物，它们的群体中也有道德规则，例如利他主义、互惠、道德攻击、共情、恻隐之心或者同情心、安慰、对不平等的压迫存在反感，以及和解、感恩、报复、友谊、社交包括冲动抑制（否则就没办法与同类相处），还有乱伦禁忌（母子间、父女间、兄弟姐妹间不可以通婚）等。

近亲繁殖，基因突变的累积会增加，导致很多遗传病。如果有一个种群没有近亲繁殖的禁忌，会产生什么结果？很简单，它们会在长期的进化过程中消失。有乱伦禁忌的种群，才有可能持续存活。

也就是说，在我们人类社会存在的道德规则，在类人猿群体中也存在。这是生存的需求。不管是人类还是类人猿，最主要的目的都是生存，生存就需要进食和繁衍，这是种群延续的两个基本要求。

在类人猿群体中不但有这样的道德规则，还有违反规则的羞耻感——害怕受到惩罚。跟人类社会一样，类人猿里也有老猩猩、成年猩猩扮演惩罚者，如果小猩猩不守规矩就会被打，目的便是让小猩猩学会遵守道德规则。

人由动物进化而来，因此人类也称自己为社会动物。人类大脑与动物的大脑相比，尤其是与类人猿的大脑相比，其实只有量的差距，并没有质的区别。一个红毛猩猩的大脑，重量为 500 克左右，与人类的大脑阈值对照，在显微镜下可以发现，两个大脑的整体结构、外观基本都是一样的，但人类大脑的重量为 1500 克左右。好比两栋房子在建造过程中，使用的砖等建筑材料的外形一样，但重量不一样。对社会性动物的生存和繁衍至关重要的道德规则等建构模块，在长期进化中已经烙印在类人猿的基因里，烙印在人类的基因里。

### 3. 语言对大脑的发育至关重要

人类有一个特别重要的特征，叫作语言。人出生后所处的语言环境，则被称为母语环境。母语环境对大脑的影响是永久性的、不受基因控制的。如果一名中国人，他出生在中国，从小说中文，八九岁时到了英国,那么将来即使他的英语说得再流利，口音里也会带有中国音，他的母语也还是中文。如果他的弟弟或妹妹在英国出生并长大，虽然他们的遗传信息一样，但弟弟或妹妹的母语就是英语，口音里也不会有中国音。

语言环境对大脑的发育不仅是一个必要条件，而且是事关生死的重要条件。

在罗马帝国皇帝、西西里岛统治者腓特烈二世的时代，欧洲有很多小国，大家各说各的话，口音也各不相同。像秦始皇一样，腓特烈二世也想要一种统一的语言，于是有了一个怪异的想法，要求婴儿出生以后要在绝对安静的环境中成长，照顾者不许跟他们说话，也不许教他们说话，静候“神之语言”出现。他挑选了数十名新生儿，只让母亲喂养，禁止母亲对孩子说话。当然，“神之语言”没有出现，这些孩子不但一直不会说话，而且未及长大就全部夭折了。所以，出生后的语言环境以及丰富的大脑刺激对孩子的成长发育至关重要。

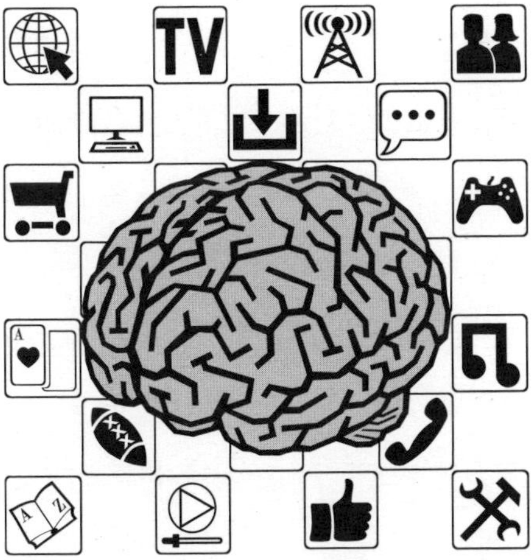


大脑发育需要丰富的外部刺激

第二次世界大战期间，有一些孤儿被收留在工作人员极少的孤儿院中，有食物供应，但没有精神交流。虽然食物相对充足，但他们的死亡率仍然高达30%，活下来的孩子也大多有心理疾病。研究发现，这些幸存者血液中的催产素（社交激素）水平非常低。

### 4. 每个人都有属于自身的灵性

灵性又叫信仰。信仰到底是什么？有人觉得信仰就是自我升华、人生思考。人生不仅仅是吃喝，还要自我超越。人类追求的不只是自我实现，更是自我超越，对自然、社会、文化的更好理解和把握。从某种意义上来说，这种自我超越感，我们称之为“灵性”。有人活着的诉求很简单，吃饱喝足就行了，其他的不会考虑很多。当然，这只是极少数人。大部分人会思考活着的意义，想要升华自己的人生，这就称之为“灵性”。灵性对应于我们大脑的主要位置——颞叶，也就是说，关于灵性的种种体验，与大脑颞叶区有重要关联。

那么，灵性的表现是什么？是一种和宗教信仰有很大关系的自我超越。Viktor E. Frankl 发现，大脑中有一个神经递质转运蛋白——囊泡单胺转运蛋白，与我们的灵性基因相关，他还写了一本书来介绍它，书名为 *THE GOD GENE*（《上帝基因》）。

一个孩子的灵性有高有低，但不管他灵性的具体表现是什么，都与后续的学习及周围环境的影响密切相关。比如，景区中有个孩子正在向佛像鞠躬，也可以说在祈祷，如果家长是鼓励的态度，加上孩子自己在佛学方面的悟性比较高，以后可能就会虔诚地信仰佛教。而出生在信仰基督教家庭的孩子，则较难自然地信仰佛教；无神论家庭中的孩子，通常也难以自然地形成宗教信仰。所以，后天对孩子灵性内容的引导是很重要的，与教育有很大关系。

“灵性的展示效应”是一个编程效应，会影响一个人的终身，所以一个人想要摆脱一种信仰，尤其是已经有过的信仰，会非常困难，因为它已经烙印在、程序化在我们的大脑中了。

### 5. 环境也会影响大脑

除了基因遗传，周围环境也对我们有很大的影响，这种影响通过修饰我们的基因而实现，被称为表观遗传，指的是那些无法通过 DNA 序列变化来解释的性状。科学家发现，DNA 的甲基化、组蛋白修饰、RNA 的修饰等，都可以导致基因的改变和行为的改变，这就是环境对人类的影响。

科学研究发现，不仅仅是人类，动物在幼时遭到忽视或者虐待，也会对它们的大脑发育造成不良影响。比如，如果把一只小兔子关在兔笼里，只给它食物和水，其他什么都没有，那么它的大脑在长大后与在大自然中长成的野兔子，或者能在兔笼里玩玩具、跑来跑去的兔子相比，是不一样的。它们之间大脑发育的差距可以达到 15% ~ 30%。动物尚且如此，何况人类。在我们的天性中，大脑需要的是自由，是变化的世界，没人愿意被关在一个密闭无聊的空间里，关起来本身就是一种惩罚。

一个正常的 3 岁孩子和一个出生后便受到严

重忽视的3岁孩子，他们的大脑也明显不一样。受到严重忽视的孩子，其大脑的体积比较小，脑重量自然也较轻。虽然我们不可能知道具体的重量，但是能明显看出大脑萎缩得很明显，脑实质的萎缩导致中间的脑室扩大。而且，这种创伤是终身的。也就是说，等孩子长大后，父母再给予关照和足够的重视，能补偿幼时大脑发育的缺陷吗？答案是不能。

我们国家从很早就开始关注留守儿童，就是基于这样的考虑，也符合孩子大脑发育的规律。如果留守儿童受到严重的忽视，那么极有可能造成这些孩子大脑发育不良，出现精神方面异常的概率也会增加，这是一个非常严重的问题。

### 6. 睡眠对大脑发育的影响

睡眠对于帮助我们提高记忆力非常重要，它能够将我们的短期记忆转化为长期记忆。如果把大脑比作一台电脑，那么睡眠就是在清理硬盘，删除垃圾信息。

不要以为睡眠就是大脑在休息，其实大脑从未停止过工作。快动眼睡眠是一种虽然眼睛闭着，但眼珠在快速转动的睡眠状态。这种睡眠状态对大脑发育是有益的。而且，与清醒状态相比，快动眼睡眠时大脑的活性似乎更高。因此，睡眠对天天学习的孩子来说就更重要。如果孩子因为使用电子产品而耽误了睡眠，肯定会影响他大脑的发育。

不过，由于性激素对生物钟的影响，青春期的孩子通常都喜欢熬夜，睡得比较晚。因此，建议老师们尽量不要在上午第一节课安排考试，因为这个时候他们的整体表现可能不太理想。

到这里，我们已经基本了解了胎儿脑与幼儿脑的发育、胎儿脑与出生等相关的知识。孩子在遗传方面确实依赖父母，但并非完全来自父母。“坏运气”可能来自基因突变，完全由先天造成，也可能是后天养育不当造成，但这种影响都是终身的，这些孩子长大后是否应该承担与正常人相同的社会责任，是一个值得探讨的问题。

# 大脑的性分化：是男是女，大脑说了算

## 1. 什么是性分化

性分化主要包括以下几个方面：第一是生殖器官的性别分化；第二是性别认同，即“我认为我是男性还是女性”；第三是性取向，是指当一个人成长到性觉醒时，是倾向于爱同性还是异性，或者两个性别都爱。

生殖器官的性别分化要早于大脑的性分化，这两个过程是独立的，并受到不同因素的影响，有时它们并不完全吻合。所以在现实生活中，我们会看到变性人，有时候也称之为跨性别者，他们的染色体是 XY，但他们认为自己是女性，并在生活中扮演女性的角色，所以性别认同就是由大脑决定的。

也就是说，并非因为拥有 Y 染色体就可以定义“我是男性”，而是大脑的性分化让人认识到自己是男性。同样，性取向也是由大脑决定的。

## 2. 性激素会对胎儿大脑产生终身效应

先了解一个基本的科学事实，就是性激素会对胎儿大脑产生终身性的程序化效应。性激素的永久性效应包括性别差异和性别认同，这些都是终身的、永久性的效应，是影响大脑性分化的一个关键生物学因素。

男性的一生中有3个雄激素高峰。第一个高峰出现在胚胎期，这时他还在妈妈的子宫里，这个高峰只有男孩有，女孩没有。所有的胎儿在生命最初的两周里都拥有同样的原始性腺，但由于男孩携带了Y染色体，在Y染色体上有一个性别决定区基因，所以在大约两周以后，其性腺会向男性的方向发育，将来发育出男性的生殖器官，比如睾丸、输精管、阴茎等；而女孩没有Y染色体，只有X染色体，因此自然而然就发育为女性，将来发育出子宫、输卵管、阴道等女性生殖器官。

分娩后的第1～3个月，男孩会出现第二个雄激素高峰，但这个高峰的具体作用还未可知，目前还在研究阶段。

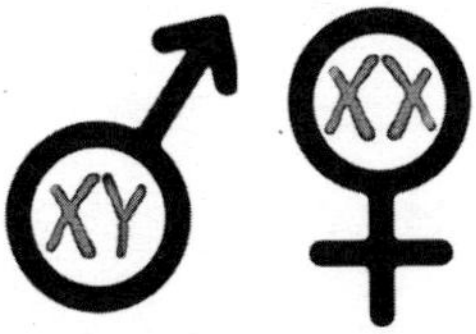


第三个高峰是在青春期，这个时候性腺成熟，人类可以繁衍自己的后代了。虽然这个时候年龄还比较小，法律不允许此时结婚生育，但是在生理方面，性腺已经逐渐成熟，女孩子可能在 12 岁左右，男孩子可能在 13 岁左右。

那么女孩子有没有性激素高峰呢？当然有。分娩后的第 1 ~ 3 个月里，也就是男孩出现第二个雄激素高峰的时候，女孩也出现了一个雌激素高峰。之后就是青春期了，此时女孩的性腺成熟，出现第二个雌激素高峰。

第一个激素高峰决定了我们的性别、性别差异，甚至与性取向和性别认同都有高度的相关性。第三个高峰，也就是青春期高峰，它不是程序化效应，而是激活性效应，此时临时分泌的大量性激素会对大脑产生短暂效应。

**3. 性别差异是客观存在的**

关于性别差异，我们指的是成组差异，即我们把女孩子或男孩子视为一个群体，而非个体的差异。每个人的大脑都是不同的，有的女孩子可能更具备通常所说的男孩子的群体特征，这是完全可能的，反过来也是这样，但这绝不代表每个个体都如此。

性别差异既然已经存在，那我们就要看在长期的进化过程中，它是否为主动选择行为。我们用科学研究来解释这个问题。男孩的第一个雄激素高峰是因为他们携带了 Y 染色体，这会导致原始性腺向睾丸发育，睾丸产生雄激素，雄激素又引起一系列的雄性行为。女孩本来是不应该有这种行为的，但是存在一种疾病，叫先天性肾上腺增生症（congenital adrenal hyperplasia），虽然是一种良性疾病，但它会导致肾上腺不正常增生，主要表现就是产生高睾酮。既然是先天性的，就表明胎儿时期已经罹患疾病，已经产生了高睾酮。那么这对男孩有什么影响呢？其实我们看不出来，因为男孩本来就是要有高睾酮的。女孩就不同了，女孩本来是不该有高睾酮的，但如果暴露在高睾酮环境中，女孩的大脑就会受到影响，从而表现出雄性行为。这种雄性行为是通过疾病所产生的高雄激素以及雄激素受体起作用的。患有这种疾病的女孩，虽然不会有生命危险，但是先天性的雄性行为已经烙印在她的大脑中了。

举一个例子，视前区的性别双态核，在男性大脑中的面积是大于女性的，还有许多其他的性别核团，也有可能男性大于女性。那有没有女性大于男性的核团呢？有，弓状核的面积就是女性大于男性。注意，这里也是成组比较，不是个体比较。研究发现，“男中有女，女中有男”这种镶嵌式的性别差异才是正常的表现。

**4. 性别认同和性取向**

性别认同，也就是“你觉得你是男性还是女

性”，是与生俱来且不会改变的。但在 20 世纪五六十年代，大家普遍认为出生后的抚养方式可以改变孩子的性别认同，尤其是 John Money 博士。他是一位非常著名的心理学家，有一个被广为接受的观点，即出生时孩子对于自己是男是女是没有判断的，是后天的培养方式决定的。

John Money 博士为什么这么说呢？是因为他自己经手过一个案例：一个穿着小裙子在阳光下似乎很快乐的小女孩，出生时却是男孩，是男性双胞胎中的一个。因为发生尿道闭锁，排尿不畅，所以必须去做尿道扩张手术，否则引发尿潴留就会影响肾功能，进而导致尿毒症，所以他在 9 个月大的时候接受了手术治疗。但是，手术出了事故，医生用电刀止血时烧伤了他的阴茎。医生就跟男孩的父母商量，能不能通过手术矫正把他“变”成女孩。男孩的父母同意了，把他的出生证和身份证也都改为了“女”，并向男孩隐瞒了这件事情。之后，父母便用女孩的方式抚养他，给他玩女孩的玩具，穿女孩的衣服，到青春期还给他服用雌激素。在这个过程中，John Money 博士一直作为男孩的私人心理辅导师，将其向着女孩的方向培养和辅导。John Money 认为这个案例非常成功。这个故事可以参见这本书，叫*As Nature Made Him*（《本性难移》）。

但事实确实如此吗？不是。这个孩子从来不认为自己是女孩，他坚信自己是男孩，只是没有证据，所以他非常痛苦。直到青春期后，父母告诉了他真相，他才如释重负，并立即接受手术让自己变回了男孩，后来还娶妻并且领养了孩子。但是他一直有情绪障碍，我们不清楚是不是青春期所服用的大量雌激素对他的大脑产生了影响。但在 2004 年股票失利以后，他离了婚，结束了自己的生命。刚出生时他的名字叫布鲁斯，父母把他变为女孩以后给他起名叫布兰达，他自己变回男性后又给自己取名叫达维。布鲁斯·布兰达·达维的故事是个悲剧，人们在他的身上做了很多工作，包括手术、药物、心理辅导，甚至改变他的身份证、出生证上的性别标记，但所有这些，都改变不了他大脑对自己性别的认识。

这个故事告诉我们，性别认同是与生俱来、先天的，难以被改变。这在医学上被称为“John-Joan-John Syndrome”（约翰·琼·约翰综合征），意思就是没有经过本人同意就改变其性别，他会自己再改过来，整个过程其实是一个悲剧。我们呼吁不要区别对待跨性别者，他们大脑的性别认同和自己的性染色体、生殖系统是不一样的，所以才想要改变外在表观。也不要对这个群体产生任何歧视，他们只是因为大脑的性分化过程和生殖系统的发育过程没有吻合，两者各自走了各自的道路而已。比如芭芭拉·贝尔斯教授，她把自己从女性变为了男性，变成了本·贝尔斯教授，并成为神经胶质细胞研究领域的先驱。所以，我们有什么理由去歧视这个群体呢?

可能很多人会想，他们为什么要变性？是不是他们大脑中决定性别的脑结构发生了倒转，他们应该是个男的，但是长了女性的大脑结构？1995 年的世界一百大发现之一，就是 John Money 博士发现的。他发现大脑中有一个核团（可能不是唯一的核团，但一定是一个决定性别的核团），男性和女性的核团大小或含有的神经元数量明显不一样。

同性恋男性跟异性恋男性的大脑没有差异，也就是说脑结构并不决定性取向。但变性人或者叫跨性别者，就明显长了一个异性结构的脑，这就是他们认为自己是异性的原因。这项发现以及后来的一些实验，都说明大脑的性别认同决定着一个人对自身性别的认定，所以后来有的国家便相应地制定了有关跨性别者的法律。因此，脑科学的研究成果有时会改变社会中一些小众的、弱势群体的生活状态，他们的生活状态改变以后，就可以把自己融入由大脑决定的性别群体中。我们国家也顺应了这个趋势，目前在中国，如果确定某人是一位跨性别者，社会会给予帮助，或手术或药物，即使没有医疗上的帮助，也会在情感上给予认同和支持。

### 5. 性取向与生俱来，不可改变

差异永远存在，虽然有些差异可能很难接受，但我们不能因此就拒绝接受。以性取向为例，我们中间有些人是同性恋，有些人是双性恋，这也是与生俱来的。

许多人认为环境可以改变性取向，这是不正确的。性取向和性别认同都是程序化效应，是不可改变的。人类已经尝试过几乎所有能够想到的方法来改变个体的性取向，包括激素治疗、去势手术、睾丸移植等，但这些方法都未能成功。

心理分析同样也无法改变性取向。有些心理治疗师尝试通过分析个体童年或青少年时期的经历，来寻找性取向的根源，但这些方法并不能改变性取向。另一种心理治疗方法是厌恶疗法，即通过让个体观看同性恋影片或图片，并服用催吐剂来建立一种厌恶关联，以期改变其性取向，但这种方法也被证明是无效的。实际上，个体虽然可能会因为看到某些影片或图片而产生呕吐反应，但他们的性取向并未发生改变。

此外，一些极端手段如脑立体定向心理学手术、电休克、厌恶疗法、诱导癫痫发作、深部脑电刺激等同样无效，监禁、关进监狱甚至判处死刑等惩罚性措施也无法改变个体的性取向。

程序化效应是一个永久特征，也就是说，想要改变某个人的性取向，最后只能是徒劳。那么，哪些因素可以影响性取向呢？

遗传和环境因素在同性恋的成因中扮演着重要角色。首先，遗传占据了一定的因素。尽管我们曾努力寻找同性恋的特定基因，并且似乎有所发现，特别是在母亲的家族中表现更为明显，比如同性恋者更多和舅舅家或姨家的同性恋者携带相同的基因；而较少和父亲的家族比如姑姑、叔叔或伯伯家里的同性恋者携带相同基因。然而更多的研究显示，并非所有同性恋者都携带这一基因，因此相关探究仍在深入进行。

除此之外，通过双胞胎、领养的孩子和家系等研究，我们已经逐渐认识到，遗传只是其中的一部分因素。另一个值得关注的问题是，胎儿在母亲子宫内发育的10个月中所遇到的外界环境因素是否会影响其性取向。研究表明，母亲在孕期接触雌激素或含有雌激素的药物，如己烯雌酚（DES），会对孩子的性取向产生一定影响。此外，母亲在孕期遭遇巨大应激，如地震、战争或家庭变故等，也可能增加孩子将来成为同性恋者的概率。此外，应激激素（如皮质醇）对性激素的抑制作用也是一个值得探讨的问题。

这些研究反映了人类对这一复杂现象的好奇心和探索精神。我们希望通过这些研究更好地理解同性恋行为，而不是将其视为一种疾病。

如何定义精神疾病或身体功能异常？这里说的疾病从本质上看,涵盖了对自己造成的痛苦不适，以及对他人或社会造成的伤害。简而言之，主要基于两个标准：一是个体是否伤害自己，包括自伤、自残等行为；二是个体是否伤害他人或社会，例如是否有打人、辱骂他人等行为。如果个体没有表现出这两种行为，那么就不能将其视为精神疾病患者。只有当个体表现出其中某一种或几种行为时，我们才能认为其大脑存在障碍。从这个角度来看，同性恋并不符合精神疾病的定义。针对他们的研究旨在探索他们与常人的不同之处以及可能的原因，例如他们的大脑是否存在某些差异。

关于跨性别者（transsexual），情况则有所不同。如果他们得不到治疗或无法进行性别转换，即无法实现从男性到女性或从女性到男性的转变，他们会感到痛苦并需要接受治疗。有些跨性别者甚至希望通过手术来实现性别转换，这是应该得到社会关爱和医疗保障的。因此，跨性别者目前仍被归类为大脑的性别认同障碍。

有研究表明，异性恋男性和同性恋女性在某些大脑特征上更为接近，比如杏仁核和其他脑区（例如额叶）的关联以及双侧的活性等，而异性恋女性和同性恋男性则在这些特征上更为接近。这些特征并不代表优劣，只表明存在差异。

### 6. 大脑与社会需要共同向前发展

脑科学的发展，有助于我们更加理性地看待同性恋现象。当然，科学认识的普及和社会规则、法律的变革需要时间，只有当大多数人都能以开放、包容的心态看待同性恋现象时，社会才能真正实现进步。因此，我们应该积极传播科学知识，增进对这一现象的理解，而不是一味地隐瞒和打压，否则不仅对解决问题无益,还可能加剧群体之间的矛盾。

在过去，同性恋者只能作为伴侣，无法领养孩子。但随着时间的推移，人们发现同性恋伴侣领养的孩子成长为同性恋者的概率与普通人群并无显著差异,孩子的性取向不会因为家庭环境而发生改变。这是因为性取向在很大程度上是先天决定的，被领养的孩子成长为同性恋者的可能性与在普通家庭中成长的孩子相同。同样，那些担忧孩子与同性恋者接触后会被“带偏”的家长们也可以放心了，因为性取向并非后天因素所能轻易改变的。

大脑与社会是需要共同向前发展的。全球范围内，已有很多国家和地区通过立法，承认并保障同性恋者注册为伴侣的权利。这既保障了个人遗产的合法继承，又体现了整个社会对于多元性取向的接纳与尊重，标志着整个社会都在向前发展、进步。

## 青春期：叛逆是一种进化优势

### 1. 谁的青春不叛逆

青春期的性激素激活了我们脑中的特定环路，大量的性激素，也被称为性荷尔蒙（sex hormone）或性类固醇（sex steroid），能够进入大脑并对其产生深远影响。在这一阶段，我们所观察到的叛逆行为，正是性激素对大脑作用的直接体现。有时，这种变化非常显著，让我们感觉孩子仿佛换了一个人。如果我们秉持“我即我脑”的观念，那么确实是“换了个人”。因为大脑发生了改变，而这种改变正是性激素的影响造成的。

前文提到，男性一生中睾酮水平会经历三个峰值期。第一个峰值期出现在胎儿期，即在母亲子宫内时。这一时期的睾酮峰值是女性胎儿所没有的，它主导了性分化，决定了生殖系统的男性化发育，对性取向和性别认同产生重要影响。而第三个峰值期就是青春期，也就是性成熟期。在这一阶段，由于性腺的成熟，我们具备了生育后代的能力。不过，虽然此时性腺已经成熟，但我们的大脑并未完全发育成熟。大脑的成熟期通常是在 23 ~ 24 岁。

阿尔弗雷德曾经指出，青春期孩子的一个显著变化是他们不再像过去那样向成人提问，而是开始质疑和挑战成人给出的答案。当你告诉他一个答案时，他可能会表示怀疑或不相信，这种态度的转变也是青春期大脑特征的一个重要体现。因此，一个原本乖巧顺从的孩子可能会成为一个充满挑战性和反叛精神的青年。这一阶段也伴随着诸多风险，孩子可能会开始接触酒精，甚至一些成瘾性药物，进而涉足犯罪活动，这也就是我们经常提到的青少年犯罪问题。

每个人的青春期都会经历一定程度的叛逆，只是程度不同而已。父母了解青春期发生的机制、优势以及潜在的危险性，可以更好地理解青少年行为和情绪的变化，为他们提供更有针对性的引导和支持。

### 2. 青春期的大脑发育存在性别差异

在大脑发育过程中，性别差异是显著存在的。相比男孩子，女孩子的大脑发育通常要早。以额叶和颞叶为例，额叶负责道德感和冲动行为的抑制。尽管青春期女孩子的额叶也尚未完全成熟，但其发育进度仍然比男孩子早大约两年。同样，颞叶的发育也呈现出类似特征，女孩子比男孩子要早两年左右。随着社会的发展，女孩子可能在十二三岁就进入了青春期，而男孩子则通常会晚两年左右。这种发育时间上的差异导致他们在行为上也有所不同，有时还会引起父母的担忧以及社会的关注。

这个时期，青少年还可能会出现睡眠模式的紊乱。原先听话、按时就寝的儿童，在进入青春期后可能会突然抗拒睡觉。家长不应简单地将此归结为叛逆行为，实则是由于体内性激素水平上升，导致大脑内部生物钟的节律发生改变，从而使得他们倾向于推迟入睡时间。若坚持固定的早晨起床时间，如必须七点半起床,那么他们的睡眠时间将会缩短，进而影响早晨的状态。不过，这一现象并非不可逆转，通常在个体接近 20 岁时，睡眠习惯会逐渐回归正常。当然，每个人的生物钟都是独特的，有些人天生就是“早起鸟”，而有些人始终是“夜猫子”。这种与生俱来的特性是不会改变的，只是在青春期这个阶段，无论是“早起鸟”还是“夜猫子”，可能都会推迟自己的入睡时间。

### 3. 女孩通常较男孩更早进入青春期

在初中阶段，相对于同龄男孩而言，女孩不仅身高更高，而且因前额叶皮质相对成熟，更擅长组织管理，在学校班级中担任干部、在团队中扮演领导者角色也居多。家长会觉得男孩们较为稚嫩，实际上这只是因为男孩的发育要晚 1 ～ 2 年。

同时，兴趣、爱好也会在这一时期产生一定差异：女孩因大脑发育相对较早，可能展现出较强的组织协调能力和人际交往能力，可以配合老师做一些班级管理工作；男孩则在动手操作方面更具优势。但随着年龄增长，男女性别间的这种兴趣和爱好的差距会逐渐缩小。目前的研究发现，过去我们认为的文理科性别差异正在逐渐消失，以往“男孩更擅长数理化，女孩更擅长文科”的观念并不准确。

青春期是个体追求独立和个性表达的重要时期，音乐选择便是一个典型的体现。音乐有助于促进亲子之间的依恋，父母哼唱的摇篮曲可以让宝宝迅速放松进入睡眠。然而，每一代人都会有属于自己的音乐爱好。进入青春期时，青少年往往会倾向于喜欢不同于父辈的新音乐类型，形成独特的音乐品位。科学研究显示，不同的音乐偏好可能与个体的行为特征存在一定关联。例如喜好嘻哈音乐的人与偏爱古典音乐的人可能存在行为学上的差异，但这并不代表音乐选择会直接导致这些行为差异，更多的只是体现出一种相伴关系。

由于青春期女孩的大脑发育稍微早一点儿，男孩迟一点儿，因此是否设立单性别学校（分校）或混合学校（混校）曾引起广泛讨论。在中国大陆地区，普遍实行的是混校制度，因其有利于培养学生的社交适应能力。而在英国及其他一些国家，则存在女子学校和男子学校。有人认为分校能够排除异性干扰，有助于提高学习成绩；但也有人担忧这种模式可能导致学生缺乏与异性的交往经验，不利于未来更好地融入社会。

至于分校学生的成绩是否优于混校，目前尚无定论，因为运用了选拔机制，在入学时便已经对学生进行了成绩筛选。因此，无论是男护士、女军人等职业选择，还是学校教育模式的选择，我们都应支持多元化的尝试。只有经过一定时间的检验，我们才能客观评价哪种模式更加优越。

### 4. 青春期叛逆行为的进化优势

青春期的叛逆行为从遗传学角度来看是很有益的，因为对种族繁衍来说，亲缘关系越远，后代基因的差异性就越大，就会拥有更强的后代。所以年轻人需要离开父母，离开亲缘关系密切的群体，去更远的地方寻找伴侣。这种进化优势和青春期的性成熟是密切相关的。在这个过程中，他们不可避免地会与父母发生冲突和顶撞，表现出冒险的行为，而这正是青春期的特征。是否因为青春期的叛逆具有进化的优势，所以一代又一代的孩子才都出现了这种行为呢？答案是肯定的。

此外，从社会学的角度来看，青春期的叛逆行为也具有很大的优势。社会是瞬息万变的，文化形态、价值观念、技术环境都在变化，要去适应它就需要更先进的思想。而青少年渴望跟上时代的变化，他们的大脑渴望刺激和新事物，想去创新、去变革，这种行为便意味着他们可以更好地适应社会的发展。

如果没有年轻一代的创新，一个社会是不可能发展到现在的程度的。在发展的过程中，青年人发挥了引领作用。我们能够看到，志愿者大多是青年人，军人也是以青年人为主，他们都表现出了强烈的责任感和使命感。这就是青年人的特征。

**5. 性激素与犯罪率**

通过对英国威尔士、加拿大和美国芝加哥的男女谋杀数据分析可以得知，男性的攻击性相对较强，而女性则相对较弱，犯罪率也比较低。但是，他们在青春期的犯罪率都明显增加，这便是性激素对大脑的一个激活效应。然而，男女的这种现象都在 20 ~ 24 岁时下降了，有人说是因为性激素下降，但这个时期男性的性激素仍然处于高水平。那么，为何这个年龄段的犯罪率开始下降了呢？这是因为前额叶的成熟，也就是大脑的成熟。大脑一旦成熟，就会树立起道德感，抑制冲动行为的能力也就建立起来了，所以犯罪率开始下降。

前额叶是树立人类道德感、抑制冲动行为的脑区，如果它不成熟，这个人的道德感就不强，抑制冲动的能力就比较低。大脑成熟是在 23 ~ 24 岁，当然这只是平均年龄，有的人成熟得迟，有的人成熟得早。但我们也必须认识到，社会中确实有些人比其他人更具攻击性。我们自称为“社会动物”，既然是“动物”，就不可避免地带有一定程度的攻击性。这种攻击性在不同个体之间存在差异，有些人表现得更为明显。

攻击性的产生有以下几个因素。

一是先天性因素。遗传、睾酮水平、孕期母亲用药等都有可能导致攻击性行为。

二是大脑未发育成熟。

三是脑部疾病。一些罹患脑部疾病的人会有很强的攻击性。

众所周知，青少年犯罪需要接受惩罚，但与成年人的刑罚相比，通常会相对较轻。因此，青春期的一些违法行为，包括攻击性行为，一般都会得到法律的宽容处理。

荷兰在2014年通过了针对青少年的刑法，该法规允许将23岁之前犯罪的青少年纳入专门的青少年司法体系进行管理。这意味着，除非涉及极其严重的罪行，需要一批法律专家共同决定是否按成人标准定罪，否则通常会按照青少年的特殊情况来审判和量刑。这个方案对青少年罪犯采取缓刑、社区劳动等处罚方式，还有一系列的教育扶持，包括缓刑期应该做的工作，甚至对大脑的康复计划等。这一切的目的都是为了帮助他们在出狱后能够更好地融入社会，而不是在年幼时就与成年罪犯关押在一起，受到负面影响，后者可能“成长”为职业罪犯。

自该法律实施以来，尽管将青少年犯罪年龄放宽到了23岁，但是荷兰关押青少年罪犯的机构和床位数量却从2007年的15家单位、2600张床位大幅减少到2016年的5家单位、500张床位。这一变化表明，荷兰青少年的犯罪率是在逐步下降的。这与社会的经济进步、教育水平的提高以及再犯率的降低都有密切关系。

## 6. 青春期的正常“不良反应”

青春期是一个充满挑战和困难的转变期，青少年需要逐渐脱离父母的庇护，掌控自己的生活。这个过程对他们来说可能是非常痛苦的，因为他们开始对父母产生反抗意识，渴望冒险，渴望接受新的挑战，并且往往不愿意考虑潜在的后果。他们的大脑被性激素激活，但前额叶却没有完全成熟，所以他们会冲动，会以自我为中心。冲动是一种缺乏充分思考、不顾后果的冒险行为或行为倾向，对将面临的惩罚不敏感。在冲动状态下，他们还可能会设定并冲击一些无法实现的目标，甚至会触犯法律。

这几条特征同时也是精神病态或者心理病态的特征，如果不是发生在青春期，是需要引起高度警惕的。如果发生在青春期这个生命中的特殊阶段，家长则需要谨慎对待，需要充当前额叶皮层的角色，做孩子们的引导者和支持者，帮助他们避免酿成大祸。但同时我们也不要过度紧张，绝大多数青少年并不会走上犯罪的道路，我们应该将他们的典型行为视为一种具有进化优势的风险表现，并将其视为一种有用且必要的“不良反应”。

## 坠入爱河：恋爱是一种无意识的决定

### 1. 热恋是无意识的决定

一见钟情而坠入爱河，其实不是一种自由选择或经过深思熟虑的决定。我们常常误以为自己在选择伴侣时拥有完整的自主权，会基于各种条件和标准去筛选。然而，当我们回顾过往的经历时，会发现一见钟情的发生往往不符合我们最初设定的那些条条框框。为什么？这便是大脑的一个生物学特征，叫无意识决定。无意识决定就是不知道结果对行为的影响，它只是单纯地就这么发生了。因为爱情的发生是纯生物意义上的，它有幸福的感觉，还有许多生理反应。这些生理反应似乎更多的是由大脑皮层下的结构所决定的，而非我们有意识的思考。如果大家感兴趣，可以去阅读这本书（《眨眼之间——不假思索的决断力》）。

恋爱虽然在青春期最为常见，但也可以发生在其他任何年龄段。用著名作家安布罗斯·比尔斯的话来说，恋爱是一种暂时的精神错乱，可以用婚姻来治疗。他虽然用了讽刺的说法，但也说明，恋爱时的精神状态和婚姻时的精神状态是不一样的。精神状态正是大脑的外在表现。脑部活动参与了爱情生活的不同阶段，比如一见钟情、性唤起等，以及后面与伴侣建立更长久的关系，最后是母性和父性行为。

无论在世界的哪个角落，择偶都被认为是人生中的重要事件。物种的生存有两个特点，就是生殖和存活，而择偶无疑是生殖的关键环节。生殖肯定要找个恰当的伴侣，而爱情又是择偶的基础。当我们陷入热恋的时候，我们的注意力和精力都会集中在伴侣身上。在这个过程中，大脑皮层下的奖赏系统会被显著激活，以多巴胺作为化学信使，给我们带来幸福感和愉悦感。奖赏系统的目标是获得奖励，在这种情况下，奖励就是获得一个喜爱的伴侣。因此，在爱情中，无意识的决策过程会引导我们走向那个能激发我们奖赏系统的人，也就是那个让我们一见钟情的人。

我们的奖赏系统位于大脑腹侧被盖区，这个地方的神经元可以产生多巴胺，多巴胺通过纤维联系腹侧纹状体，尤其是伏隔核，当然也可以向前额叶皮层或其他地方投射。奖赏系统其实和每一种愉快情绪都相关，如进食美食，奖赏系统会被激活；听到一段优美的音乐，感到比较愉悦，奖赏系统也会被激活，因此它也是成瘾的基础。这便可以解释，为何一段刻骨铭心的爱情，如果走到尽头了，就会使人出现一种强烈的戒断症状。有的人失恋后非常痛苦，不想吃不想喝，非常想再见到那个人，这便很像成瘾者在戒断时出现的症状。

### 2. 恋爱其实是一种应激反应

在恋爱期间，人类血液中应激激素皮质醇的水平会大幅升高。皮质醇作为一种在应激状况下由肾上腺分泌的激素，有助于我们应对各种压力和挑战，但它同时也可能抑制前额叶的功能，使人在此阶段做出的决策更为情绪化，缺乏理性分析。这也是为何旁观者（如父母或朋友）有时会认为恋爱中的人“失去理智”，因为此时他/她体内的应激激素水平升高，个体陷入了一种轻度的应激状态。

恋爱时，女性体内的应激反应可能会刺激肾上腺素分泌，从而使睾酮水平有所升高，这也解释了女性在恋爱时性欲增强的原因。相反，恋爱中的男性睾酮水平可能下降，这与他们对于女性所释放的信息素的敏感度升高及其体内特有的调控机制相关。只有当爱情进入稳定阶段，前额叶皮层的功能逐渐恢复正常，这种应激反应才会逐渐减弱并消失。这时，个体才可能以更冷静和理性的态度重新审视自己和伴侣的关系，甚至可能产生“这个人并非我理想选择”的认知。

前额叶皮层确定我们的人格，负责计划和权

衡。那么，热恋中的前额叶皮层是不是一点作用都不起呢？不是。它在其中也起作用，但更多的是处理感觉信息，即我们对配偶外貌美丑的判断。实际上，信息素一直在影响我们的性欲，只不过这个过程是无意识的。在进化过程中，旧的奖赏系统告诉我们这个人是谁，从而可以确保我们在特定的时间与所谓对的人繁衍后代。

只有当热恋期过去了，大脑皮层的新区域接管时，我们才会意识到自己是否爱对了人，或者是否曾经爱过不该爱的人。换句话说，我们可能没有思考就陷入了爱河，因为在热恋期间，我们确实没有充分利用负责理性思考的大脑新皮层。每个人都会经历这样的过程，理解这一点非常重要。

什么才是经过大脑新皮层理性思考后所认为的正确选择呢？可以用经常听到的一个词“灵魂伴侣（soulmate）”来形容。Soulmate 的意思是匹配，但这里的匹配绝对不是指外表更美丽、身体更强壮，而是指大脑的匹配。比如，一对情侣在开始相处时各方面都是匹配的，但经过十几年的发展后，一方在知识、眼界和能力上不断提升，而另一方却停滞不前甚至落后，那么也就不再匹配（unmatch）了。

### 3. “海王”能变成罗密欧吗

研究发现，人们在爱情中的表现差异巨大，有些人对爱情非常忠贞，而有些人则很花心。这种差异是否可以通过心理学进行矫正呢？答案是很难。尽管心理学可以提供一定的帮助，但这些行为往往与大脑的特征密切相关，因此矫正起来非常困难。

“恋爱脑”虽然是一个网络词语，但却是真实存在的。前面我们提到，恋爱是由于大脑皮层下的奖赏系统被显著激活了，是一种类似成瘾的行为，能引起神经内分泌状态、神经功能及外显行为的广泛变化，对个体的行为和情绪均有影响。因此，从 20 世纪 90 年代开始，恋爱就是心理学、认知神经科学、神经生物学等多学科研究的焦点。比如，有一种神经递质叫血清素，它的基因多态性能够决定人们容易坠入爱河还是容易分手；还有血管升压素，容易导致婚姻危机，它的受体多态性在男性群体中已经被研究，但还没有在女性群体中进行研究。

此外，激素水平也会影响我们对伴侣的同理心。催产素和血管升压素是下丘脑产生的，二者作为神经激素释放到血液里能引起周围神经系统的很多生理效应，但是这两个激素都可以作为神经调质或者神经递质，直接通过纤维投射到大脑脑区发挥中枢效应。催产素是喜爱、慷慨、和平、信任、承诺等的信使，在拥抱、热恋等情况下其水平都是升高的，所以它不仅与母性行为有关，也与成人之间彼此的信任、一起应对社会压力、交往、性接触等相关。如果一个人的催产素水平有问题，那么其社交、爱情都会出现问题。

血管升压素跟催产素非常相似，二者经常一起分泌，其受体基因结构的微小变异，可以造成男性的婚姻问题，增加离婚、出轨的概率。血管升压素使得女性更容易去接近陌生人，因为女性更容易看到对方的善意特征，这是经过科学分析得出的结论，具体原因还在研究中。

恋爱还能抑制与社会判断、负性情绪有关的脑区活动，进而导致“情人眼里出西施”。比如，通过脑部扫描技术可以观察前额叶皮层、前扣带回皮层和伏隔核等脑区的活性。当个体观看爱人的照片与不相干人的照片时，这些脑区的活性是有差异的，有的研究甚至还通过这种差异来预测情侣在未来的几个月内会不会分手，以及分手的概率有多大。

**4. 爱情与成瘾**

爱情和成瘾行为之间存在一定的关联，因此我们将二者放在一起进行讨论。虽然恋爱时对伴侣的依恋感类似于一种成瘾行为，但与真正的成瘾不同，对伴侣的依恋感通常会随着时间的推移而趋于平静。当相处一两年后，前额叶皮层在大脑中占据主导地位时，我们对恋爱和婚姻的看法便会变得更加冷静和理性。

但成瘾则不同，它是一种脑部疾病，会对个体造成伤害。成瘾药物在短期内可能会让人感到愉悦，但从长期来看，成瘾者或吸毒者的身体会遭受严重损害。那么，什么能够引起成瘾呢？酒精、烟草、中枢兴奋剂、大麻、中枢致幻剂以及某些处方药都是已知的成瘾物质。不知道大家有没有听过“红处方”的概念，医生是要严控这类“红处方”药物的，因为这类药物在治疗的同时，还可能让接受药物的人成瘾。除了以上的物质成瘾行为，还有其他形式的成瘾，比如赌博成瘾、性成瘾、电子游戏成瘾、购物成瘾以及工作成瘾。这些成瘾行为会对个体的健康和社会功能产生负面影响。虽然每个人的性格和个体差异可能导致不同的成瘾倾向，但对于那些明显影响健康和日常生活的成瘾行为，我们需要特别关注和重视。

首先，成瘾者会否认成瘾。如果一个人说自己好像对什么成瘾了，那么实际上他往往并没有真正成瘾，真正的成瘾者会否认自己的成瘾行为；其次就是行为失控，做事很冲动，对致瘾物质有强烈的渴望。当无法获得致瘾物质时，成瘾者可能会出现特别需要药物的情况，就像毒瘾发作时一样，这在文学作品和电影中都有所描绘。另外，成瘾者还可能表现出非理性的信念、强迫性思维、决策能力受损以及反复发作的成瘾症状。

那么，成瘾的原因是什么呢？还是奖赏系统。在成瘾的情况下，外源性的刺激会病态地激活奖赏系统，比如大麻或海洛因等成瘾药物。这些药物会减弱内源性物质的活性。当成瘾物质被摄入体内后，它们会与奖赏系统中的受体或转运体结合，形成一种“挟持”状态。这样一来，个体自身产生的多巴胺就无法正常发挥作用，因为外源性物质已经占据了主导地位。时间一长，由于内源性活性功能得不到锻炼和维持，个体便会越来越渴望通过外源性物质来刺激奖赏系统。

20 世纪 50 年代，科学家做过一项实验，他们把电极插到小鼠的奖赏中心，然后让小鼠去压板。压板时，通过外面的电子刺激器，悬挂在小鼠头上的电缆就会刺激到小鼠的奖赏中心，小鼠就会非常愉悦和快乐，因此就越来越频繁地压板，最后疯狂地压个不停。这就是成瘾行为的一个典型表现。

### 5. 成瘾是由多个特征共同决定的

一个人是否会成瘾，成瘾后是否会复发，以及能否戒除瘾症，是由多个因素共同决定的。首先，在第一次接触致瘾物质时，冲动性格可能是一个重要因素。这种冲动性格可能具有遗传因素，也可能与当时的情绪状态有关，比如处于抑郁或焦虑状态时，你可能会更容易受到身边人的影响，从而尝试使用致瘾物质来缓解情绪。

身边的伙伴和环境也会对成瘾风险造成影响。如果身边有使用致瘾物质的伙伴，那么你接触和使用这些物质的机会就会增加，从而增加成瘾的可能性。最后，疾病和疼痛也是导致成瘾的重要因素之一。许多人最初使用阿片类药物是为了缓解疼痛或改善睡眠，但只要开始使用这些药物，就可能逐渐从偶尔使用发展为经常使用，最终形成依赖。在这个过程中，大脑的分子、细胞和个人行为都会发生改变，致瘾物质会改变奖赏系统的功能，内源性自然奖赏带来的快感逐渐降低。个体越来越依赖致瘾物质带来的快感，最终形成成瘾的习惯环路。

接下来就是戒瘾的过程。在这个过程中，有人会耐受不了戒断，即戒断效应，导致复发；有人则选择延长节制，但延长节制的人也可能因为情绪或基因的影响，在应激压力特别大的情况下，会出现“就吸一支烟”“就一醉方休吧”的想法，动摇戒断意志。如果重新接触了这些致瘾物质，便意味着成瘾复发。这种复发可以在数周后发生，甚至可能在数年后再次发生，重新进入这种成瘾的循环。这就是成瘾的复杂性。

### 6. 成瘾会导致脑损伤

首先，我们要了解成瘾对大脑的影响。很多人误以为成瘾是刺激了大脑代谢，实际上并非如此。成瘾者大脑的代谢能力是极低的，血流量也极度降低，这是大脑功能低下的表现，很多成瘾者最终会变得失去理性。另外，成瘾还会影响记忆力，成瘾者的记忆力都会减退。

在成瘾这个问题上，我们需要更多地关注青少年群体。因为青少年时期是最容易成瘾的阶段，也是成瘾的起始阶段。首先，孩子们的大脑还没有完全发育成熟，自控力比较差；其次，在这个阶段，他们往往希望冒险，喜欢冒险，并且不考虑后果；最后，不同年龄段的人对成瘾物质的敏感性不一样，青少年期的大脑对成瘾物质更敏感，一旦使用，很容易形成依赖。相比之下，成年后成瘾的可能性反而较小。比如，小于 14 岁就开始接触酒精的人，与 20 岁以后才接触酒精的人相比，前者成瘾的可能性是后者的 4 倍。

此外，青少年通常更容易受到同伴的影响，他们可能会因为好奇、追求刺激而尝试成瘾物质。因此，青少年时期是成瘾风险最高的时期。一旦接触成瘾物品，便很难摆脱其影响。因此，我们要特别保护青少年，尤其是在他们极易受到影响的青春期，保护他们远离任何毒品和成瘾性物质。

第三章

# 大脑使用：创造力、职业、艺术与哲学

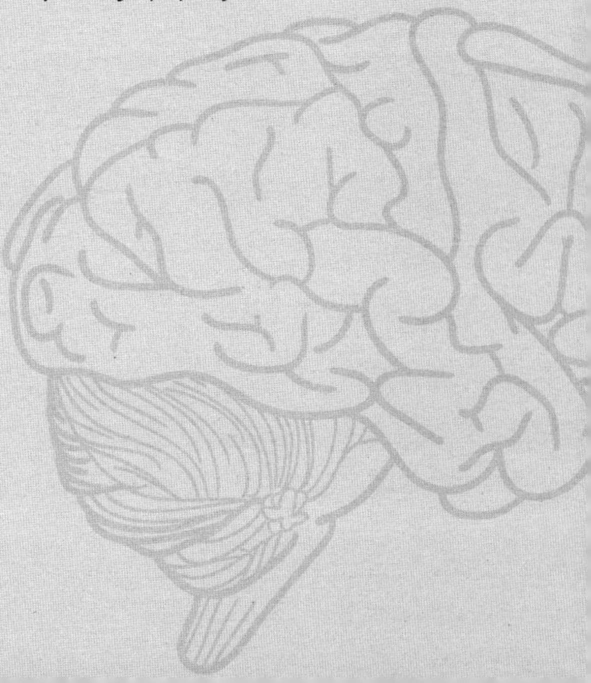

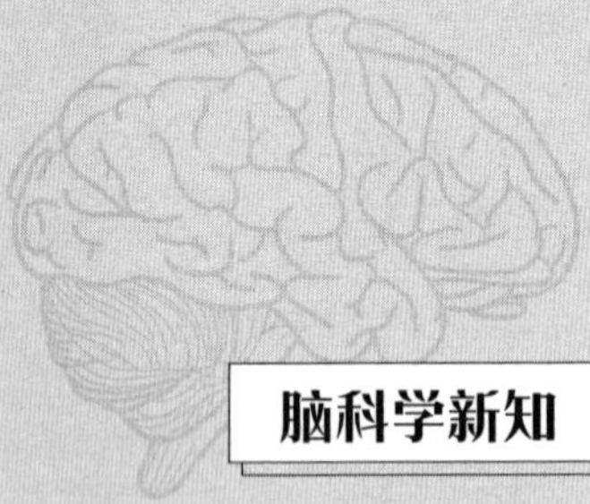

## 脑科学新知

· 创造力是人类大脑所特有的，大脑与环境一直在互动。

· 一个人的职业选择，部分是由机会、榜样、能力、兴趣和经验决定的，所有这些因素都相互关联。

· 艺术疗法在治疗脑部疾病时能够发挥重要作用，不仅能够稳定患者情绪，还能够促进他们的心理健康。

· 大脑是整体运作的，不存在只用了一部分的说法。

· 在意识到决定之前，大脑已经做了决定。

# 大脑与创造力：如何激发创意

## 1. 创造力是人类大脑所特有的

当我们谈论创造力时，需要明确其定义。例如，制造玩具是否就是创造力的体现呢？此处所说的创造力是指在分析现有事物的基础上，发掘并创造出新颖的事物，而非简单的复制或再造。因此，制造一个新玩具确实可以体现出一个人的创造力，但前提是这个人需要基于已有的知识和理解去构思一种全新的、从未出现过的玩具。

创造力是人类所独有的特质，它源自我们的大脑——这个约 3 磅重，却含有 800 亿 ~ 1000 亿个神经元，宛如由 10 万多千米长的纤维缠绕而成的小宇宙。这个小宇宙充满了无限可能，持续不断地与外部环境互动，展现出惊人的创造力。

创造力与大脑的发育状况密切相关。如果早期大脑发育不足或存在严重影响智力的遗传变异，导致智商较低，便可能会对创造力造成负面影响。不过，即便如此，创造力与智商也并非完全相关。

每个人的大脑都是独一无二的，因此每个人的创造力也是独一无二的。我们每个人都拥有自己独特的天赋和才能。而差异正是推动大脑进化的强大引擎。它让我们拥有属于自己的天赋领域，同时也让我们面临各自的挑战和短板。这正是我们所要传达的理念：珍视每个人的独特性，发挥每个人的创造力，让我们去做更优秀的自己！

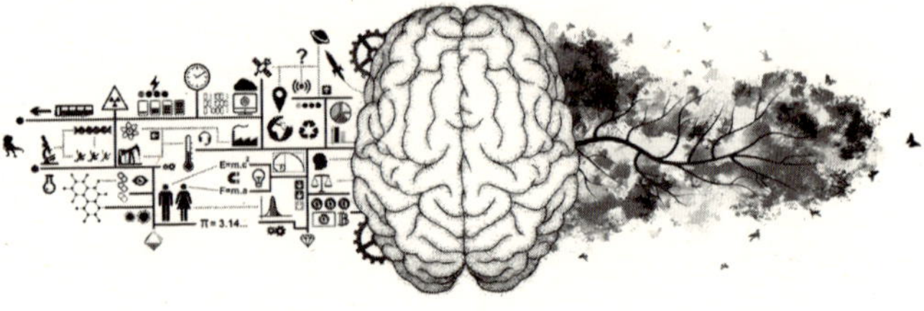

## 2. 大脑及其功能是一元整体

当我们谈论大脑时，我们聚焦讨论的是一个活着的、时刻在运行的器官（即大脑），而不是还没出生的，或者已经死亡的大脑。我们所关注的是当下这个时刻、这个瞬间，大脑是如何与我们身体的其他部位紧密协作的，以及它是如何敏锐地感知并回应外部环境变化的。

在讨论创造性思维之前，我们有必要深入理解大脑的功能及其一元性特征。在哲学和人文领域，我们可能会遇到二元性的概念，即大脑产生意识，而意识又反作用于大脑，这似乎暗示大脑和意识是两个独立的存在。实际上，大脑和意识是不可分割的整体，大脑及其功能，也就是意识，是一元的。

比如，我们观看芭蕾舞演员的表演时，只要表演没有停止，演员的舞蹈动作和舞者身份就是不可分割的。我们既可以说这是舞蹈，也可以说这是舞者。大脑也是这样，我们可以说这是大脑，也可以说这就是意识。大脑的任何活动都可以视为意识的表现形式，二者是一个一元的整体。

曾经有一位年轻的患者，他的案例可以显示“思维”或“意识”是客观的、物质的。这位年轻人在与人打斗的过程中，颈部不幸被匕首刺伤，切断了脊髓与大脑的联系，导致四肢瘫痪。然而，他的大脑仍然能够产生关于轻微动作的思考。在取得这位患者充分知情同意的前提下，科学家对他进行了科学研究。

研究人员在他大脑的运动皮层插入了96孔的电极，并通过电线将其连接至个人电脑。通过训练，他仅在2分钟内就学会了通过思考来移动鼠标。当他在脑海中想象移动鼠标时，其神经元活动被记录下来并转化为实际的鼠标移动。这是一种由电生理活动引发的直接反应，展示了脑机接口技术的应用。由此可以得出结论：思维是大脑神经元活动的一种表现形式，是客观的物质活动，即电活动，表现为各种行为或功能输出，这体现了一元论的观点。

**3. 人脑比动物脑拥有更多的新皮层**

人类大脑是历经38亿年进化的产物。创造力来源于人脑中新皮层的发展，我们可以称之为“额外的大脑”。动物也有“额外的大脑”，但相较于人类而言，它们这个“额外的大脑”发展得很少。在最近约300万年内，人脑相较于类人猿的大脑发生了显著的变化。

以南方古猿为例，它们的大脑重量约为500克，而人类大脑则达到了1500克左右，增长的重量主要体现在新皮层，这是人类的独特之处。因此，虽然动物也能“想”，具备思维和意识，但其水平相较于人类仍然非常低。

创造力是我们人类的一个显著特征。因此，科学、技术、艺术等创造性成果是动物界所无法产生的，即使是智力较高的大型猿类也无法达到人类的水平。

### 4. 降低认知抑制能够提升创造力

什么是认知抑制？

大脑皮层下有一个重要的脑结构，叫作丘脑。在大脑内部，丘脑和前额叶皮层在筛选及处理外界信息方面起着关键作用。所有非嗅觉感官信息都需要经过丘脑传递至大脑皮层，而前额叶皮层则负责过滤大量涌入的刺激信息，确保我们能够集中注意力关注当下的重要之事。比如，当我们在听课时，我们会很关注老师正在讲什么。此时，如果教室外的猫叫了一声，或者某个地方有人踢了一下门，再或者窗口突然吹来一阵冷风,我们可能都注意不到。这就是因为前额叶皮层过滤掉了这些刺激信息。

这个过滤的过程被称为认知抑制。

其实，选出一定量的信息发送到大脑，让我们意识到这些刺激，是大脑常见的工作形式。因此，降低这种认知抑制状态，就可以使得更多信息进入大脑皮层，进行自动的自组织化工作，从而激发更多的创新思维和创造性想法。由此可知，降低认知抑制是可以提高创造力的。

但只有人类才具有这样的特点：能够在接收到不同信息（如听到猫叫声）后，结合自身技能（如音乐才华），创造出全新的艺术作品。这个过程动物是做不到的，目前的人工智能也不可能做到。人工智能可以超越人脑，产生创造性思维吗？答案是否定的。

为什么？我们来看飞机的发明过程。人类看到了飞翔的鸟，便一直幻想是否能够像鸟一样飞翔，但显而易见这是不行的。后来，瓦特发明了蒸汽机，让人类感觉有可能实现飞翔的愿望。莱特兄弟又结合了“飞”和“动力”，造出了非常原始的飞机，这就是创造。如果我们给 AI 展示鸟和动力机，但不告诉它这是什么，它绝对不会想到二者结合可以发明出飞机。从这个意义来讲，AI 对人类社会没有原创性的贡献。

### 5. 创造力高的总体生物学特征

创造力高的总体生物学特征主要表现在以下几个方面：

一是智商高。科学家的研究发现，创造力很高的人智商可以达到 120，但超过 120 之后，创造力和智商就没有很大相关性了。

二是基因的多态性。有些基因可能会改变人的固有观念，发散思维，携带这些基因的人便可能拥有更高的创造力。

三是具有开放性性格。在大五类人格中，具有这种性格的人，创造力有可能高于其他几种性格的人。2023 年的一项研究表明，开放性与创造力存在显著的正相关，开放性可以显著正向预测个体的创造力。

四是长期的强化训练。只具有某种潜能，但是后天不进行强化训练，想要实现创新是很难的。曾有研究发现，伦敦的出租车司机因为要记住古老城市复杂的交通网，他们长期的记忆训练甚至使得其负责记忆的大脑海马体都发生了适应性变化。当然，强化训练必须是自身喜欢的，而不是被迫的。孩子们如果展现出创新天赋，家长应当在尊重其兴趣的基础上给予引导和培训，这样才能在他们身上看到专注、热爱，才能充分发挥他们的潜能。

激发创造力的方式多种多样，经过科学研究证实的方法包括但不限于下面几种。

（1）突破既定的惯例。要打开眼界，进行学科交流，鼓励多样性，包括出国旅游、出国留学等。我们经常说“他山之石，可以攻玉”，打开眼界看看世界是什么样的，这对大脑来说便是一种刺激。

（2）让自己获得新体验。改变自己的生活状态，如学习新技能、尝试不同的生活方式等。

（3）头脑风暴。一群人在一起讨论一件事，或者进行一些个体化的行为。比如尼采，他每次都通过散步来激发自己的创造力。也有的人说创意是在梦中出现的，这说明创造力和潜意识有很大的关联性，这也是 AI 做不到的。

（4）创意。创意会在潜意识中潜伏并逐渐成形。实际上，大脑的大部分工作都是在无意识状态下完成的。

（5）直觉的基础是长期训练。有些艺术品鉴赏家只需看几眼某件艺术品,便能确定是不是赝品，这种直觉其实是经过长期训练获得的能力，或者说是经验的积累。

（6）陷入爱情。处于爱情状态也可以激发高创造力，这可能与奖赏系统的激活有关。

（7）饮酒、服用药物（如左旋多巴）。左旋多巴是多巴胺产生的前体物质，有时被某些艺术家视为寻找灵感的途径，但其效果因人而异，需谨慎对待。

6. 精神疾病与创造力

长久以来，人们都称那些创造力丰富却在精神方面不同寻常的人为“疯狂的天才”。那么，精神疾病与创造力之间究竟有着怎样的相关性呢？目前，二者是否有关联仍未可知，但科学界从未放弃对这一领域的探索。

以罗伯特·舒曼为例，他患有双相情感障碍，也叫躁狂抑郁症，是位典型的“疯狂的天才”。我们以罗伯特·舒曼人生后期的作品为样本进行观察。1833年，他有两部作品，尝试轻生但未遂；1840年，他的作品数量激增，经历了轻度躁狂后又走向抑郁（双相情感障碍就是抑郁－躁狂－抑郁－躁狂……循环往复）；1844年，他严重抑郁，没有创作任何作品；1849年，他又轻度躁狂，有大量的作品问世。由于那个年代没有有效的药物，1856年，他开始绝食，最终在精神病院去世。我们可以看到，罗伯特·舒曼虽然患有双相情感障碍，但创作并没有受到影响。

还有经济学家约翰·纳什，他是一个妄想型精神分裂症患者。看过《美丽心灵》这部电影的人就会知道，根本不存在的舍友、舍友的外甥女等，都是他的幻视。但这并不影响他的创意，他因在博弈论方面的贡献，获得了诺贝尔经济学奖，在经济学领域展现出了非凡的创造力。

雕塑家罗丹是个大艺术家，他曾经有过一个女朋友——卡米尔·克劳德尔。卡米尔·克劳德尔也是个艺术家，她在与雕塑家罗丹交往的情感波折期间创作的作品艺术价值极高，但同时也深受精神分裂症的影响。她既是一位精神疾病患者，又是一位天才。她的创造力涉及两方面因素：一是精神分裂症的易感性；二是坠入爱河或者终止恋爱关系的应激，即恋爱应激和创造力之间的关系。

## 天赋与职业：如何基于天赋和潜能选择职业

**1. 职业选择与发展是多种因素共同作用的结果**

某些与生俱来的天赋可以指引我们的职业道路。我们常常观察到，音乐天才通常出身于音乐世家，他们在童年时期便开始勤奋练习，所以天赋往往体现在练习的深度与广度上。尽管遗传变异也能使普通家庭涌现出杰出的舞蹈家和音乐家，但这种情况少之又少。莫扎特作为一位音乐神童，虽然天生具备音乐才华，但也是经过不懈努力才成为杰出的音乐家。与之类似，毕加索在 16 岁时创作的《科学与慈善》中，他的父亲被描绘成医生。毕加索在此时已经具备了相当的绘画能力，显示出他的天赋，但这仍需经过持续的练习。

遗传因素、早期大脑发育所形成的天赋，以及随后的系统性训练（通常被称为专业训练），会使得我们的大脑适应各自特殊的职业。性别差异也可能在职业选择中起到一定作用，甚至某些精神或神经疾病的风险也可能与特定职业相关。

总体来看，个人的职业选择与发展是多种因素共同作用的结果，包括机遇、榜样、能力、兴趣和经验等，这些因素彼此交织，共同塑造我们的职业生涯。

对于特定职业的兴趣，有时也与我们的基因变异或多态性相关。例如，生物钟基因的多态性使得一些人成为“早起鸟”，而另一些人则是“夜猫子”。快乐的面包师每天清晨四点半起床，显然他是早起者，而非夜猫子，这有助于他更好地履行面包师的职责。而有些销售人员热衷于为客户提供服务，这与他们体内催产素受体基因的微小变异有关。这种变异使得他们的催产素系统活性更高，从而更倾向于与人交往和乐于助人。而另一方面，某些人则表现出“宅”的特征，通常不喜欢与他人互动。如果一个人具有这种“宅”的特征，那么他们很可能不会选择销售作为自己的职业。

人类本质上是社会性生物，最终都需要在社会中承担相应的角色，这便是我们的职业。每个人都渴望获得一份理想的工作，以便在社会中履行自己的职责，同时保障家庭的生计。职业选择本质上是一种社会契约：我们为社会贡献力量，而社会则给予我们相应的回报。由于个体的遗传背景和早期大脑发育的差异，每个人的能力和局限性各不相同，要获得幸福的生活，应当扬长避短，发挥自身优势，选择自己最擅长且热爱的职业。

### 2. 学习加训练会导致大脑结构发生改变

职业、训练或兴趣不仅塑造了我们的技能，而且还能塑造我们的大脑。以伦敦的出租车司机为例，他们因为长时间记忆复杂的街道网络，大脑中负责记忆的海马区域发生了显著变化：海马后部的灰质体积增加，这里的灰质富含神经元。这种变化与他们的工作经验呈正相关，而这种变化并非天生，而是通过数年的学习和实践获得的。

同样，在专业舞蹈者和杂技演员中，也观察到了海马后部灰质体积的增加。这表明，大脑的可塑性变化可能与人们的职业活动和训练紧密相关。

相似的例子有很多，研究发现，某些口译员通过每天学习 300 ~ 500 个新单词，3 个月后，不仅他们的海马体体积发生了变化，额叶和颞叶等大脑区域也经历了显著的调整，表明学习新技能可以促进大脑结构的变化，增强神经元之间的连接。

国际象棋大师和从事正念冥想的人也展示了类似的大脑结构变化，这证明了长期的专业训练和个人爱好对大脑具有深远的影响。这些变化强调了大脑的惊人可塑性，以及通过持续学习和练习，我们能够在生理层面上改变自己的大脑。

### 3. 职业选择与精神疾病有没有关系

职业选择与精神疾病之间确实存在一定的关联。与精神疾病相关的一些遗传因素会塑造人的性格，而特定的性格会对特定的职业产生兴趣。在某些行业中，特定精神疾病的患病率往往较高。例如，在影视作品《华尔街之狼》和《纸牌屋》中，观众可以看到一些企业家和政治家展现出如无畏、缺乏情感与同理心、无负罪感、在压力下保持冷静以及强烈的目标导向等典型的精神病态特征，正因为拥有这些特征，他们能够在大型国际公司或银行中担任首席执行官，甚至成为政客。

这些精神病态特征者中，有些人已经适应社会并找到了合适的职业，常见的包括企业管理者、律师和调查记者，而较为罕见的则有护理员、护士和治疗师等。无论如何，他们都找到了与自身特征相匹配的职业。在特定的社会发展阶段，具有这类性格特征的人作为领导者可能是必要的。例如，在两家公司合并时，为了生存或利益最大化，缺乏同理心的管理者能毫不犹豫地裁员，对员工的苦苦哀求不为所动。

还有一些职业，如冒险家，往往吸引那些对风险充满热情、喜欢追求刺激的人。由于这些人大脑中多巴胺受体基因存在多态性，他们对快感的感受阈值较高，普通活动难以带给他们满足感。为了寻找快乐,他们需要不断追求那些颇具冒险性的活动。

此外，艺术家群体中情绪障碍的发生率（如抑郁症），也高于普通人群。精神疾病可能在某种程度上影响了职业选择，而非职业本身导致了精神疾病。当然，某些职业也可能导致职业病的发生。

## 4. 哪些工作和环境会对大脑造成损害

工作和环境对大脑的影响不容小觑。长期接触重金属，如铅和汞，可能导致早发性阿尔茨海默病（老年痴呆症）及肌萎缩侧索硬化症。如果经常接触有机溶剂，比如油漆、打印机油墨、杀虫剂和干洗剂，或长期从事空乘和驾驶等职业，可能会导致航空中毒综合征。此外，夜间在电脑前加班，电脑屏幕的光污染可能影响睡眠，而轮班工作则会扰乱生物钟。人在工作中长期处于慢性应激状态，会对内侧前额叶皮层和杏仁核等脑区造成影响。长时间暴露在噪声中的 DJ，其听力可能受损，这些都是环境对大脑造成的潜在伤害。

然而，偶尔的大脑损伤也可能带来意想不到的积极效果。例如，一位经历了脑出血的患者在康复后意外地成了一名艺术家，尽管他之前从未接触过艺术。这表明大脑受损后，某些脑区的变化可能会激发个体潜在的艺术才能。

还有一种情况是额颞叶痴呆。这类患者的其他脑区相对完好，但额叶和颞叶明显萎缩。令人惊讶的是，这些患者中的部分人也展现出了艺术创作的能力。这进一步证明了大脑的损伤或异常有时能够激发个体的潜在艺术才能。

一些疾病与职业之间存在密切关系，尤其是士兵、火车司机和急救人员等从事紧急服务的人员，他们是创伤后应激障碍（PTSD）的高危群体。这种障碍通常源于工作中遭遇的创伤性事件，如战场上的炮火和伤亡，悲惨的场景可能在他们的脑海中反复浮现，导致情绪极度低落。因此，即使在和平时期，我们也不应忽视这些职业群体的心理健康。消防员、警察和救护人员同样面临类似的风险。

此外，受到侵害的女性和被虐待的儿童也是PTSD 的高发人群。剖宫产和真空吸引术等医疗过程也可能导致女性术后出现 PTSD，但这一点往往被忽视。值得关注的是，如果孕妇在怀孕期间患有 PTSD 或抑郁症，母婴的应激系统受到影响，可能会增加早产的风险。因此，我们需要更早地关注产后抑郁等心理问题，以便及时干预。

具有遗传倾向、社交孤立、精神疾病史、过度饮酒，以及经历过危及生命事件等因素，均可能增加患 PTSD 的风险。在大脑早期发育过程中，经历创伤可能导致海马体缩小，从而增加患 PTSD 的概率。例如，在 1994 年卢旺达种族大屠杀期间或之后出生的孩子，有些和妈妈一起患上 PTSD 或抑郁症，因为妈妈在怀孕期间应激系统被过度激活，这种环境影响引起的表观遗传变化可能传递给了下一代。

PTSD 是否可以治愈？答案是肯定的。通过及时确诊和治疗，患者通常可以在 8~16 周内康复。最常用的治疗方法包括让患者重新体验创伤情境，或将其暴露于与创伤相关的场景中，利用虚拟现实技术重现现场，在此过程中进行认知行为治疗，心理医生或精神科医生可以帮助患者逐渐摆脱闪回的创伤记忆。

一种有趣的治疗方法是眼动脱敏和再处理（EMDR）疗法，由心理学家 Shapiro 于 1987 年发明。他发现，当眼球左右运动时，令人烦恼的想法会奇迹般消失，他进行了一系列实验来验证这一发现。尽管听起来神秘，实际上，通过让患者在处理刺激性信息的同时进行眼球运动，或跟随音调做打拍子等分散注意力的动作，确实可以减轻症状。

当然，药物治疗也可以降低应激反应，但抗抑郁药对 PTSD 的疗效尚不确定。

### 5. 顺应大脑与生俱来的发育规律

我们必须意识到，每个人的潜力和局限性都是独一无二的。我们无法选择自身的潜能，只能顺应大脑与生俱来的发展特点。许多父母希望孩子能够学习弹琴、绘画或舞蹈，成为有艺术才华的人，但潜能不是我们可以随意选择的。当孩子表达出不愿做某件事时，切勿强求他们去做。每个人都希望以自己觉得最舒适的方式生活，孩子也不例外。父母只能发现和识别孩子的兴趣和天赋，并引导他们发展自己的特长。

职业没有高低之分，关键在于选择适合自己的职业道路。只有这样，我们才能在工作中最大限度地发挥潜力，获得满足感和幸福感。我们每个人都在追求一种自由的生活。当我们能够按照自己的意愿生活时，大脑的奖赏系统便会感到幸福和满足。因此，祝愿每位朋友都能找到自己热爱的职业，既能展现才能，又能获得合理的收入，让人生在宁静与美好中绽放光彩。

## 大脑与艺术：是什么影响着我们的审美

### 1. 艺术创作是人类特有的

随着脑科学的进步，我们开始探索神经美学领域，研究影响人类审美的因素。艺术首先需要足够大的大脑，而原创性的艺术则是人类独有的才能。迄今为止，只有园丁鸟（又称凉亭鸟）被认为是这一领域的例外。

在过去的300万年里，人类从南方古猿演变为智人，脑容量增加了两倍，从500克增至1500克左右。在3万到5万年前，世界多个地区几乎同时突然涌现出艺术作品，法国、奥地利、德国、印度尼西亚和中国等地均发现了艺术遗迹。当时并没有飞机或船只，彼此之间几乎没有联系。这一现象该如何解释呢？

实际上，当人脑发展到约1500克的智人阶段时，便具备了创造艺术的能力，因此人类在不同地区几乎同时开始创作艺术。那个时期的艺术主题主要有两个：一是动物的交配和生存；二是灵性，这种灵性是人类所特有的。当时的艺术水平相当高，许多动物的形象被描绘得栩栩如生。在奥地利、法国和印度尼西亚等地发现的拓印，是否反映了大脑的灵性，或者是当时人们与未知事物进行交流的方式，目前尚无定论，但这些印记被普遍视为艺术的表现。

两万多年前，法国的科斯奎洞穴里留下了人类的手印。如今，那里已经发生了巨大的变化，原本位于地面上的洞穴现在已沉入海平面以下。如果想要亲自进入洞穴欣赏艺术，潜水是必不可少的，然而这绝对值得一试。

1500 年前，中国的洞穴壁画更加丰富多彩，壁画中描绘了动物、人类及其生活环境，与 3 万到 5 万年前单一动物的画作截然不同。这些作品展现了人类与环境的互动，象征着人类的生存智慧。

**2. 镜像神经元：艺术和观看者之间的移情反应**

当我们探索艺术审美的神经基础时，会发现大脑中的感觉运动区、情绪感受区、奖赏效应区等部位在我们体验艺术时会被激活，带给我们丰富的感觉和情绪体验。特别是镜像神经元的作用，它位于大脑的额叶，能够让我们在观看艺术作品时产生一种“镜像”般的情绪体验，就像是对别人的情绪表达产生共鸣一样。

有一幅画描绘了这样一个场景：雕塑家与他的作品在“相爱”。这种情感的联系常常在艺术中体现,创造者与其作品之间的热爱是艺术的重要特征。

前面我们提到了园丁鸟，园丁鸟是通过辛勤搭建色彩斑斓的庭院来吸引异性的。这种行为虽然充满了情感的投入，看似接近于人类对艺术创作的理解，但园丁鸟的这种行为并不能完全等同于艺术创作，因为它们缺乏更多形式的创作行为。

在艺术界，一个非常特别的“画师”曾经吸引了毕加索和米罗等大艺术家的目光。这位不同寻常的艺术家,名叫Congo,是伦敦动物园的一只猩猩。Congo 拥有创作艺术作品的能力，能够绘制画作，但它对自己的作品似乎并不存有任何情感，画完一幅就随意丢弃，这种行为不禁让人对艺术创作的情感投入产生了思考。

这些发现不仅增加了我们对艺术创作和审美

体验的理解，也让我们对于人类与其他生物在艺术创作上的差异有了更深的思考。艺术，不仅是技巧和表达，更是情感和共鸣的桥梁，连接着创作者、观众以及作品本身。

### 3. 客观美感和主观美感

关于审美，很多人存有疑问：有没有大家公认的美？答案是“有”。在探索美的本质时，我们发现，尽管美的标准似乎随文化和时代而变化，但确实存在一些放诸四海皆准的审美准则。例如，古希腊雕塑的美学价值，不仅因其历史地位而受到赞赏，更因为这些作品的比例和形态往往遵循某些普遍规律，如黄金比例。这种比例不仅令人赏心悦目，还能触发我们大脑中的美感区域，引发愉悦和欣赏的情绪反应。

同样，人们对于美的认知也显示出一些共同的标准，如面部对称性和健康的外观，这些特征不仅体现了人类对于健康和生育能力的本能关注，也构成了我们对美的普遍欣赏。这种对美和健康的追求，反映了一个深层次的进化逻辑，即寻找最佳的繁衍伙伴。

然而，美的体验并非完全客观，也蕴含着丰富的主观性。人们对于艺术品，如抽象艺术的偏好，展示了审美趣味的个体差异，这种差异的背后，是大脑中特定神经回路的作用。神经美学的研究揭示人类的基本驱动力——对食物和繁衍的追求，不仅是生存的基础，也是文化和艺术创作的源泉。我们的大脑将基本的奖赏机制扩展到了艺术、人际关系、工作成就感等多个领域。

科学家 Ramachandran 提出的三个关键视觉原理进一步阐释了这一点。

第一，峰值位移，它强调通过夸大事物的本质特征来增强美的感受。这种手法不仅在古代艺术中被广泛应用，也贯穿于现代视觉艺术，如卡通制作中，为了增强角色的个性与识别度，通常会对诸如嘴唇、眼睛、头发等特征进行夸张处理，旨在增强形象的魅力和辨识度。

第二，集合或联合，是指大脑具备将分散的颜色或形状关联成逻辑上连贯的整体的能力。这种连贯性虽然可能并不存在，但当我们在大脑中形成一个整体时，会体验到一种称为 Gestalt（格式塔）效应的兴奋感。以卡尼萨三角为例，尽管你在其中看到一个白色的三角形，但实际上它并不存在。这幅画仅由几条折线和几个带有缺口的圆组成，然而你的大脑会自动整合这些信息，让你看到一个白色的三角形，从而带来愉悦感。在早期的艺术作品中，比如达利的画作，乍一看你可能会看到一些山水，但仔细观察后会发现其中隐藏着几张脸，这种发现同样能带来审美的愉悦。

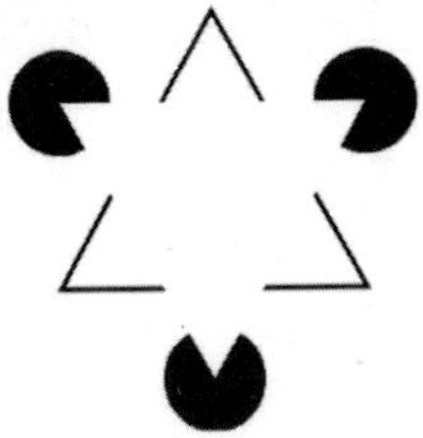

第三，模块隔离，是指用极少的线条或类似素描的方式引起审美的愉悦。以毕加索的一幅画为例，

他仅用一条线就巧妙地勾勒出了骆驼的形象。尽管线条极简，我们却能从中辨识出骆驼的形态，这正是引发我们审美愉悦的原因之一。

颜色是情感的载体。众所周知，红色代表激动和兴奋，而蓝色或绿色象征平静和安宁，因此手术室通常采用浅蓝色或浅绿色，这些色调有助于营造放松和安宁的环境。蒙克的画作《尖叫》生动地描绘了日落时分，他与两位朋友在奥斯陆桥上行走，突然天空变得血红，他因恐惧而停下脚步，身体颤抖。画家通过大量使用红色，将那种不稳定和恐惧的情绪表现得淋漓尽致。由于血液是红色的，会让人感受到紧张和紧迫的氛围，因此许多艺术家选择用红色来表达危险、紧张和兴奋的情绪。

#### 4. 疾病与艺术创作

疾病与艺术创作之间存在着复杂而深刻的联系。以右脑梗死为例，这种情况下患者可能会忽略其视野左侧的一切，这不是因为他们无法看见，而是大脑无法认知到那一侧的存在。这种现象在艺术家中尤为显著，例如当他们尝试画出一只猫时，可能仅仅描绘出其右侧，这展现了视觉感知与大脑认知之间的复杂互动。

阿尔茨海默病作为一种常见的老年痴呆疾病，对患者的生活和创作能力产生了巨大影响。画家 William Utermohlen 便是其中的一个例子，他通过创作一系列自画像，记录了疾病从初期开始进展的整个过程，以及它如何逐渐侵蚀他的认知能力和创

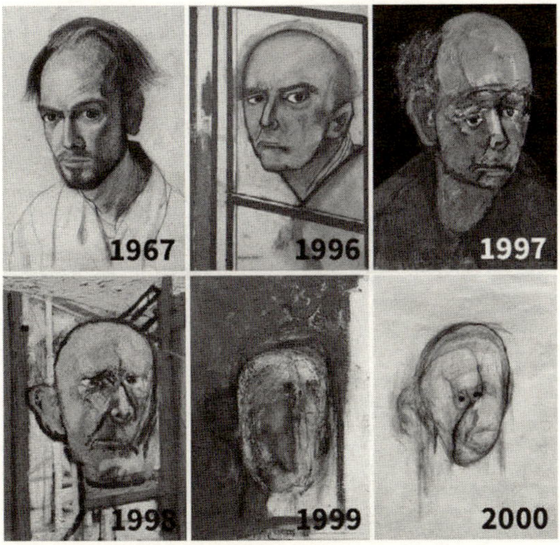


William Utermohlen 的自画像
（图源：网络）

作能力。这些作品不仅展示了他与疾病斗争的过程，也深刻地揭示了疾病如何影响一个艺术家的创作。

艺术不仅是表达和创造的工具，它还被用作治疗精神疾病的一种方式。通过参观艺术展览，精神疾病患者能够体验到艺术之美，同时获得情绪上的慰藉。然而，不同的艺术作品对观众的影响各不相同。例如，梵高的《麦田》可能会引起某些患者的焦虑情绪，而描绘大草原的画作则可能带给他们内心的平静。这种现象可能与人类的进化历程有关：广阔的草原为人类的早期祖先提供了生存的空间，因此这类画作能够唤起人们内心深处的安全感和宁静感。这也解释了为什么艺术疗法在治疗脑部疾病时能够发挥重要作用，它不仅能够稳定患者的情绪，还能够促进他们的心理健康。

### 5. 音乐可以刺激与情感相关的脑区

大脑中有几个与听觉相关的皮层，包括颞上回前部、颞横回和颞平面，这些区域在听觉中枢中发挥着重要作用。它们与奖赏和运动区域相连，因此我们在听音乐时会感到愉悦，甚至不自觉地随着音乐舞动。

音乐与舞蹈息息相关，它们共同展现了人类的进化优势。

第一，尽管我们未能听到动物的歌唱，但这并不意味着它们缺乏节奏感或音乐感知能力。研究表明，某些动物能够感知音乐的节奏和旋律。

第二，音乐在性选择中可能发挥着重要作用。就像鸟鸣等声音信号在动物界中用于吸引伴侣，人类的音乐也可能在求偶过程中起到类似的作用。

第三，音乐可能模仿大自然中的警告声，通过情感的训练来增强社会的凝聚力。

第四，音乐能够增强父母与孩子之间的联系，促进家庭的和谐。

第五，研究发现音乐有助于缓解疼痛。对于癌症等慢性疼痛患者来说，音乐可以作为一种非药物的治疗手段，帮助他们减轻疼痛、焦虑和抑郁情绪。

第六，音乐与语言的发展有着密切的关系。一些遗传学研究，如 FOXP2 基因的研究，以及对鸟类和失语症患者的研究，都表明音乐与语言的发展密切相关。这种相关性在人类进化早期可能就已经存在了，因为 5 万年前斯洛伐克的笛子便已能吹出音乐。

音乐能够刺激大脑的多个系统：听觉皮层直接与脑干相连，进而引起情绪变化，让我们能够随着音乐的节奏或旋律体验激动、悲伤或欢乐的情感波动。同时，脑干调控着我们的心跳和呼吸节奏；音乐还激发大脑的奖赏系统，涉及腹侧被盖区、伏隔核和尾状核等区域，使人们在听音乐时可以感受到愉悦或悲伤的情绪反馈；音乐能触动与情感相关的脑区，如杏仁核、岛叶和海马，这些区域与情绪表达密切相关，因此一些人在听到特定音乐时会产生哭泣或欢笑等强烈的情绪反应；音乐还有助于刺激与学习、记忆和社交功能相关的大脑区域，尤其是海马体，许多人在伴随着音乐学习时能够提高记忆效率，这得益于音乐促进了这些认知过程的发展；

音乐对运动皮层也有影响，表现为舞蹈、歌唱以及身体动作（如踏步、面部表情）的协调和激发。

音乐不仅影响我们的情感和社交互动，还能够对自主神经系统产生调节作用，调整心率、呼吸速率和血压等生理指标，显示出其对人体生命机能的广泛调节能力。音乐还能够激发内分泌系统的活动，进而影响性激素（如睾酮和雌二醇）的分泌。这种现象解释了为何音乐有时能激发我们的性吸引力。比如当一些粉丝在听异性歌手演唱时感到非常喜悦，从生理角度来讲，这种感觉可能是音乐引起的性吸引的一种表现。

此外，音乐在战场上也扮演着重要角色，如苏格兰军队在战斗中吹响的风笛，可以激励士兵勇往直前。这些例子共同展示了音乐在激发情感和行动方面的强大力量。

### 6. 音乐和大脑的发育

从怀孕的第 24 周起，胎儿便能够感受到外界的声音，这便是音乐胎教兴起的基础。随着怀孕进入中后期，音乐不仅能促进胎儿大脑的发育，还能带来更加有趣的效果。有意思的是，宝宝可能记得在母亲子宫里时常听到的音乐。例如，如果准妈妈在孕期经常播放某部电视剧的主题曲，宝宝出生后对其他音乐可能没什么反应，但一听到那首熟悉的主题曲，他们便可能做出反应，显示出宝宝对音乐有短期记忆的能力。

关于音乐的治疗作用，莫扎特的作品对早产儿有着显著的积极影响。对于那些需要在保温箱里接受治疗或特别护理的早产儿，播放莫扎特的音乐有

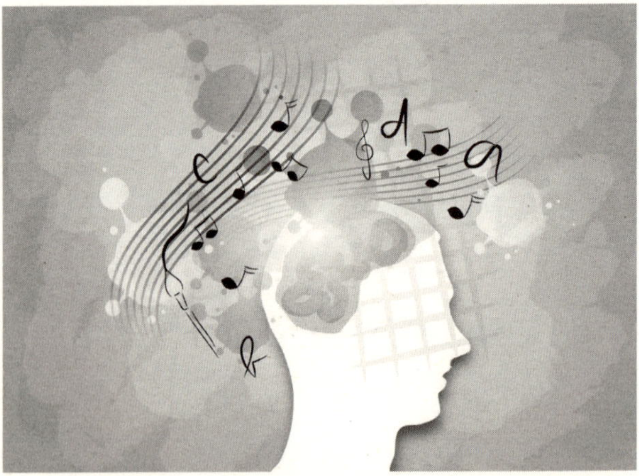

助于缩短他们的住院时间，帮助他们更早地康复出院。而巴赫的音乐虽然美妙，在这方面似乎不如莫扎特显著。尽管婴儿无法理解莫扎特或巴赫的音乐，但特定音乐中的某种特殊旋律可能与婴儿的大脑发育过程相契合。总的来说，音乐对儿童的成长有着积极的影响，尤其是那些悦耳动听的旋律。

**7. 音乐治疗的应用**

音乐的治疗效应主要体现在以下几个方面：

（1）降低应激、恐惧和痛苦感。

（2）提升免疫力，尤其是积极参与音乐创作的人群，其免疫系统往往表现得更为强健。

（3）增强注意力，使个性更加外向。

（4）经过测试发现，莫扎特的音乐对改善情绪较有效果。

如今，音乐疗法在许多神经精神疾病的治疗中得到了越来越广泛的应用，而这种疗法其实早在古代就已存在。例如，在伦勃朗的画作《索尔和大卫》中，我们可以看到大卫正在为索尔王演奏竖琴，以进行音乐治疗。这一传统至今仍在发挥着重要作用。我国古代也已认识到音乐的治疗作用，从“药”和“乐”的繁体字中可见一斑。

**藥　樂**

音乐疗法在多个方面展现出其独特的疗效，具体包括：

（1）威廉姆斯综合征。这种患者通常出生时体重较轻，智商可能偏低，但许多人在音乐方面展现出非凡的天赋。由于大脑中语言和音乐处理区域的重叠，他们往往能够掌握多种语言。

（2）缓解疼痛。在乳腺癌等疾病的随机对照研究中发现，音乐治疗有助于减轻疼痛。

（3）孤独症谱系障碍。某些孤独症儿童可能不愿意与他人沟通，包括父母。音乐作为一种治疗手段，能够有效提高他们的交流能力。

（4）降低癫痫发作的风险。癫痫患者在聆听莫扎特的音乐时，癫痫发作的频率可能会降低。

（5）改善情绪创伤。对于经历过创伤的患者，常听音乐有助于改善情绪和情感状态，甚至能提高他们的行走速度。

（6）改善视觉注意力。当右侧大脑中风导致患者忽视左侧世界时，音乐可以帮助改善他们的视觉注意力。

（7）帕金森病。音乐能够帮助某些帕金森病患者更加顺畅地行走。

（8）痴呆症。痴呆症也叫失智症。痴呆症患者的生活质量和行为障碍可以通过音乐得到改善。

（9）抑郁症。对于抑郁症患者，鼓励他们聆听自己喜欢的音乐是一种有效的治疗方式。

（10）促进语言康复。由于音乐区域与语言区域在大脑中有所重叠，语言功能受损但音乐功能尚存的患者，可以通过音乐训练来促进语言能力的恢复。

（11）抗衰老。大量研究表明，学习演奏乐器或欣赏音乐有助于提高认知功能、执行能力、意志力和注意力，同时改善情绪，减少抑郁。因此，老年人参与唱歌、跳舞等活动可以有效延缓衰老，许多医院也已经开始应用音乐疗法。

**8. 与音乐相关的疾病及现象**

幻听是一种在缺乏外部声源的情况下，个体仍能感知声音的现象。著名音乐家贝多芬就是这一困扰的受害者，他能够“听到”乐谱，即使眼前并没有任何实物。此外，他还遭受耳鸣的折磨，曾形容耳边日夜持续有嗡嗡的声响。这种情况被称为听觉幻觉。

音乐也可能成为诱发癫痫发作的一个因素。历史上有一些名人，如法国军事家贞德和俄国文学巨匠陀思妥耶夫斯基，就曾在听到教堂钟声或其他音乐时癫痫发作。

有一种特殊的幻觉现象被称为 Charles Bonnet 综合征（CBS），这是失明人群中的常见疾病，会导致失去视力的人看到实际上并不存在的东西——医学上称为幻视。这是大脑在外部信息输入不足或无法有效处理外部信息时，试图自行填补信息空白的一种表现。这种现象通常见于老年人，尤其是那些患有视网膜疾病的人。然而，值得注意的是，一些盲人通过学习钢琴，依靠他们出色的听觉和记忆力，不仅能够弹奏乐器，甚至能成为钢琴调音师。

有些孤独症学者 (Autistic Savant)，他们在患有孤独症的同时能够展现出某种超凡的才能。Leslie Lemke 就是一个典型的案例。他在 16 岁时首次在电视上听到柴可夫斯基的第一钢琴协奏曲，仅仅一天后，他便完整地演奏出了这首复杂的乐曲，展现了与音乐紧密相关的特殊才能。此类现象在部分孤独症患者中有所体现，但并非所有孤独症患者都具备类似的特殊才能。

此外，还有一些特征或疾病与音乐相关。例如，绝对音高通常在亚洲人群中更常见，它让人能够准确地识别和重现音乐的音高，这在音乐创作和表演中极为有用。然而，这种能力有时也可能成为负担，因为它可能使人过分专注于音高，而忽略旋律整体的和谐与美感。

与绝对音高相反的是失乐症。失乐症患者无法记住任何音乐，对他们而言，听到的所有旋律都像是噪声。例如，有一位老师班上有三四十个学生，每当学生过生日时，大家都会唱“生日快乐”歌，但他却始终无法记住这首歌的旋律。失乐症既可能是遗传的，也可能是后天形成的。

与失乐症形成鲜明对比的是恋音癖。恋音癖患者对音乐有着强烈的渴望，能够记住大量的音乐作品。这种现象在语义性痴呆症患者、颞叶癫痫患者以及威廉姆斯综合征患者中都能观察到。

联觉也是一个有趣的现象，它指的是一种感官刺激引发另一种感官体验的情况。在音乐领域中，有些人会在听到音乐时看到颜色，这是因为他们大脑中处理颜色和处理声音的区域同时被激活了。总之，我们对音乐的欣赏、创作和处理都与大脑的功能密切相关。

### 9. 音乐记忆是最后消失的

音乐与我们的记忆之间有着神奇的联系，特别是在面对阿尔茨海默病这种逐渐剥夺我们记忆的疾病时。你可能好奇，为什么在这种病症的晚期，音乐记忆仍然可能在患者的脑海中留存？这背后的原因其实非常复杂。

首先，小脑对于调节身体的精细运动有着至关重要的作用，这对舞者来说尤其关键，因为它可以帮助舞者执行复杂的舞蹈动作。其次，大脑中前扣带皮层和辅助运动皮层是负责音乐长期记忆的关键脑区。

在阿尔茨海默病的发展过程中，其他脑区会逐渐退化，而前扣带皮层和辅助运动皮层却是最后退化的区域之一。这意味着，即便是在疾病的晚期，患者仍可能保留对音乐的记忆。他们可能无法回忆起其他许多事情，但对于那些熟悉的旋律和歌曲，仍然能够产生反应。此外，由于小脑功能尚在，他们对舞蹈动作的肌肉记忆可能也得到保留。

# 如何做一个独立思考者

## 1. 神经元达尔文主义与超级有机体

在大脑发育的过程中，存在一种自组织化现象，我们称之为神经元达尔文主义，指的是在特定条件下，神经网络系统能够自发地从混沌状态走向有序状态，实现从简单的有序形式向更复杂、更高级的有序形式的转变。在神经生物学的研究中，赫伯（Hebb）于 1949 年提出的赫伯学习法则（Hebbian Learning Rule）深入探讨了神经元发育的自组织特性。这一法则指出，神经元之间的同步电活动能够加强它们之间的突触连接；相反，若神经元之间的电活动不同步，则可能导致突触联系的削弱甚至消失。赫伯法则的核心思想可以用"Cells that fire together, wire together"这句话来概括，即同步激活的神经元会共同构建起更为稳定的神经网络结构。在这一过程中，各个神经元之间建立强大联系的可能性看似随机，但对于整个神经网络的构建和发展而言，这种自组织和优化机制则是不可或缺的重要组成部分。

超级有机体的概念与大脑的自组织化过程相似。当大量个体共同朝着同一目标前进时，便形成了一个超级有机体，甚至可以扩展到整个国家。以自然界为例，当外围潜伏着伺机捕食落单个体的鲨鱼时，沙丁鱼群便会协同游动。在这样的进化压力下，沙丁鱼群演化出了高效的基于自组织模式的集体防御行为，此时的沙丁鱼群就是超级有机体。

再来看白蚁。单独的小白蚁力量微弱，但当它们聚集形成白蚁丘时，便构成了一个强大的整体。沙漠蝗虫同样是一个典型例子。它们能够根据种群密度自我调整，从孤立状态转变为群体状态。一旦形成群体，蝗虫的危害性显著增加。单只蝗虫可能并不具备显著的破坏力，但当它们聚集在一起时，便能迅速摧毁农田，造成巨大的损失。

在这一过程中，从“我”到“我们”的转变关键在于个体如何从相互厌恶和孤立的状态转变为一致行动的整体。神经递质血清素（5-羟色胺）在蝗虫的群体行为中发挥着重要作用，它既是必要的也是充分的条件，只要血清素水平发生变化，蝗虫便会形成群体。同时，血清素还促进个体在环境中的相互作用，导致蝗虫开始大规模迁徙和破坏。

**2. 神经递质血清素对人类行为的影响**

同样，人类社会作为超级有机体，也在个人行动与集体行动之间徘徊。5-羟色胺在脑干的中缝核处生成后，向整个大脑投射，影响并调节着人类的行为。高水平、高活性的5-羟色胺系统可能由基因多态性、早期发育等因素引起，当个体体内5-羟色胺水平较高时，他们更擅长利用资源丰富、充满刺激的环境，并从中受益；然而，同样的个体在面对资源匮乏、压力较大的环境时，则可能遭受更大的痛苦。而低水平的5-羟色胺则会降低这种敏感性。虽然在积极环境中不易获得优势，但在面对消极压力和伤害时，他们所承受的痛苦相对较小。换句话说，5-羟色胺水平偏低的人通常情绪更加稳定，即使在困境中也能坚持自我追求，不易随波逐流。

理解这一点，有助于我们认清并理解自己在超级有机体中的角色与影响力。社会的平衡与发展需要同时容纳这两种不同类型的人：一类人独立性强，不易受外界影响，能够在困境中坚守自我；另一类人则更容易融入集体，能够快速适应并协作。因此，现代社会不仅可以看到孟子所推崇的具备独立人格、不畏强权、坚守道义的“大丈夫”，也能见到那些容易受他人情绪和行为影响的人。

基于对极端案例的分析可以看出，智商较低的人群相对容易受他人的影响而参与群体性事件，而智商较高的个体则通常不易轻率从众。

此外，镜像神经元的作用也不可忽视。通过个体的镜像神经元，借助同步化运动进行整合，也是让超级有机体运作的一种非常有效的方式。那些原本不易受他人情绪感染的人，可能在目睹一群热情洋溢的球迷或歌迷时，感受到他们的快乐和激情，进而选择加入其中。例如，在1986年墨西哥世界杯期间，观众席上的人浪现象就是镜像神经元效应的体现。即使你原本不想参与其中，周围人的动作也会激励你加入。

如果我们能够设立并追求共同的目标，那么数千甚至数万人就能够迅速有效地协作。例如，在一场球赛中，所有支持某一球队的球迷都会穿上统一颜色的服装，这种统一的象征增强了彼此间的认同感。这一原理同样适用于宗教信仰、团队归属，甚至政治党派等方面，共同的语言和符号有助于促进群体内部的融合与团结。因此，超级有机体并不一定是一个负面的概念。在许多积极的组织中，如绿色和平组织等,亦是借助这样的机制实现有效协作。

此外，宣传的力量至关重要。正面的宣传效果显而易见，但我们也必须警惕其可能带来的负面影响，尤其要警惕极端化的倾向。

### 3. 为什么要警惕超级有机体

超级有机体能产生强大的力量，也潜藏着巨大的风险。当个体的心理状态与群体的心理状态一致时，若群体发生极端行为，个体可能会失去理智，参与其中。在竞赛等群体事件中，我们能够观察到个体如何在群体的影响下经历情绪和生理上的变化。研究发现，当一群男孩所支持的球队赢得比赛时，男孩们的睾酮水平会有明显的提升，而在球队失败时则会降低。

更深入地说，有些心理机制在群体形成和加强的过程中扮演了关键角色。在这些群体中，通常会通过奖励合作的成员以及惩罚不合作的成员来提高团队的凝聚力。这种奖惩制度对于群体的建立和维持至关重要。例如，特定群体进行破坏活动时，成员会共同参与破坏和激进行动，这便是成员失控状态的一种表现。

在历史事件中，我们经常看到政客们如何在危机时刻，通过塑造共同的敌人来凝聚社会力量，从而增强自己的威望和领导力。例如，美国前总统乔治·沃克·布什在“9·11”事件中的支持率变化，以及法国前总统奥朗德在恐怖袭击后的人气上升，都是群体在外部威胁面前迅速团结的例证。这些情况表明，在危机时期，政治家可以通过创建共同的敌人来消除不同意见，并增强社会凝聚力。

然而，这种“我们与他们”的划分，以及对敌人的妖魔化或非人化，有时会导致种族灭绝等人间悲剧，正如第二次世界大战期间的教训所示。柏林的大屠杀纪念碑，旨在铭记被纳粹杀害的犹太人，提醒我们“它曾经发生过，因此它可能再次发生”。这句话警示我们，历史的悲剧有可能重演，我们必须保持警惕，避免盲目从众和冲动行为，以免再次引发破坏和暴力。

宗教是另一个超级有机体的例子。尽管我们提倡信仰自由，但也不能忽视宗教在促进内部团结合作、帮助团体面对威胁和资源匮乏时的发展作用。宗教的形成和存在，从进化的角度看，曾经为人类的生存提供了正面动力，增强了人们的认同感，并在社会规范的制定及遵守中发挥了重要作用。然而，宗教也有可能引发灾难，例如由宗教问题引起的战争。因此，我们必须认识到事物的两面性，理解其存在的原因，并持有自己的判断。

### 4. 自由之思想，独立之精神

有些人类超级有机体确信自己在道德上是正当的，根本意识不到自己的错误，其成员也已经没有了独立思考的能力。当然，这种机制在一些高道德标准的团体中也可以发挥积极作用，如绿色和平组织和无国界医生等。这些公益组织通过集结众人之力，推动正义事业和全球福祉，展示了超级有机体积极的一面，成为许多人热衷参与的理想平台。

并非每个人都容易融入超级有机体，某些个体因敏感性较低而保持独立。如果这些敏感个体身处适宜的环境中，他们可能会失去个性，进而参与集体行动。为什么说自由的思想、独立的灵魂非常重要？因为它们是构成个体独立判断、理性分析和勇于质疑的基础。

一个人如果脱离了群体，孤芳自赏，那他的道路只会越走越窄。团结一致所展现的正能量是不可忽视的，但在这一过程中，每位年轻人都应当坚持独立思考与独立人格。借用陈寅恪的话来结束此小节："自由之思想，独立之精神。"希望每位年轻人都能保持清醒的头脑，勇于独立思考。

## 脑科学与哲学

### 1. 从脑科学的角度审视哲学问题

脑科学的发展正逐渐渗透到我们社会生活的各个方面，影响着我们的思考和理解。哲学中常常涉及人生和大脑的问题，尤其是生老病死这一主题。那么，就让我们来看看现代神经科学，或者称之为脑科学，是如何解答哲学问题的。从脑科学的角度审视哲学问题，无疑能够丰富我们的视角。

哲学常常提出深刻的问题，而这些问题的答案往往来自自然科学。例如，哲学会问"人类的起源是什么”，而目前比较准确的解释，或者说还不能拿出比它更好的解释，就是达尔文的进化论。那么，“人类的未来是什么,大脑是否仍在进化”等问题，进化生物学者们正在回答；“生命的本质是什么”同样是哲学问题，但分子生物学对此也有解答；至于“道德规则源自何处”，达尔文和弗朗西斯·德瓦尔已经告诉我们，这些规则是在长期进化过程中深深烙印在我们基因中的。最后，身心问题、意识问题、自由意志问题，甚至梦境等，神经科学也在不断提供解释。

### 2. 进化使得生命具有意义感

有一种哲学观点被称为目的论，它认为生命具有某种崇高的意义，每个人都是怀揣着使命来到这个世界的。这或许只是一种错觉。尽管生命确实存在，但我们赋予它的某些意义可能并不完全准确。

在 30 亿至 40 亿年前，生命的起源可以追溯到海底的火山热泉。在那样独特的温度和化学环境中，最初的 RNA 分子开始形成。科学家们在实验室中成功地模拟了这一环境。一旦 RNA 诞生，DNA 便随之而来，接下来的演变则交由自然选择来完成，这就是生命诞生的过程。

生命的形成本质上是偶然的，无论是亿万年前的生命起源，还是我们自身的存在，都是宇宙中的随机事件。为什么我是我？我为何来到这个世界？这些问题的答案充满了偶然性，包括我们父母的相遇和他们孕育我们的过程，都是一系列偶然事件的结果。

既然生命的形成是随机和偶然的，进化又是通过随机突变和自然选择进行的，那么生命和进化本身并不具备任何崇高的意义。然而，我们为何会感受到生命的意义呢？这是因为进化赋予了我们大脑一种能力，使我们能够为自己的生命赋予意义。这种感觉实际上是一种错觉，但这种错觉在进化中具有优势，因为它激励我们更好地生存下去。

抑郁症患者常常感到生命失去了意义。就像梵高的《双手捧头的老人》，即使不看他的面容，我们也能感受到他深深的忧伤和绝望。这种对生命意义的缺失在抑郁症患者中十分普遍。因此，我们更应该珍视生命的意义，同时理解和尊重那些正在经历困境的人。

命运这一概念，从某种程度上讲，与我们的神经解剖学，即大脑的结构与功能息息相关。从生命的起源到我们每个人的形成，经历了漫长而复杂的演变过程。在生物进化的历程中，我们从低等动物逐渐演化为高等动物。尽管在某些生理特征上我们无法超越动物——例如，我们不能飞翔，但能够制造飞机；我们不擅长游泳，却能建造船只和潜艇——这一切的创造与进步，都源于我们的大脑。大脑是人类智慧的源泉，它引领我们不断创新、不断超越，使我们成为地球的主宰。

**3. 大脑只用了 5% 或 10%？**

我们常听到“大脑只用了 5% 或 10%”的说法，这种说法其实是错误的。实际上，我们的大脑是整体运作的，不存在只用了一部分的说法。产生这种错觉的原因主要源于一些实验，比如功能磁共振成像（fMRI）。但即使在静息状态下，我们的大脑也在工作。当我们听、看或读某个词时，大脑的特定区域会更加活跃。而功能磁共振成像便是通过比较不同时间点的图像来观察哪些脑区的活动更强，这导致人们误以为此时大脑只有某些区域被激活了。但事实上，整个大脑都在参与这项工作，只是某些区域的活动更为明显而已。

**4. 默认网络与人格解体症**

当我们没有特定任务时，例如被要求集中注意力于某一点而不去思考任何事情时，磁共振仪器下我们大脑的活性便反映了“自我”，这被称为默认网络（The default network），与自我密切相关。所以，当我们对着某个人喊他本人的名字，以及喊别人的名字时，他大脑的反应是不一样的，这说明与自我相关时，默认网络会被激活。

默认网络与自我的关系不仅通过科学实验得到验证，还通过一些疾病得到印证。例如，Cotard

综合征，一种以虚无妄想和否定妄想为核心症状的综合征，患者感到自己已不复存在，或者自己是一个没有五脏六腑的空虚躯壳，并认为其他人，甚至整个世界都不存在了。他们可能会采取极端行动，比如把电水壶放在浴缸里使其漏电而试图自杀。通过正电子发射成像（PET）检查，我们发现这些患者的默认网络活性显著降低。还有一些患者会感到自己没有大脑、没有神经系统，或某个器官正在腐烂，失去了“我”的感觉，这些也是默认网络活性极低的表现。此外，一些成瘾者、精神病态者、人格障碍患者、抑郁症患者、精神分裂症患者以及人格解体症患者，他们的默认网络活性也较低。

那么，什么是人格解体症呢？人格解体症是一种心理状态，患者常常觉得自己与周围事物隔离开来，好像他们只是观察者，缺乏真实感，或者觉得周围像一个舞台，每个人都在舞台上演戏。这种感觉让他们对周围的环境感到陌生，可能会引发强烈的焦虑情绪，进而加重病情。

### 5. 为什么会出现幻觉

大脑始终需要接收外界的信息。如果大脑功能过于低下，信息输入会减少，进而导致大脑自发地产生活动，出现幻觉。例如，耳鸣和邦纳综合征患者可能会看到并不存在的场景，如突然出现的戏台。在精神分裂症患者中，也会出现类似现象，比如约翰·纳什曾“看到”周围有小女孩、他的舍友，甚至感到被克格勃监视。科萨科夫综合征患者因酒精成瘾导致记忆受损，他们对往事的回忆常常出现空缺，这些空缺让他们感到恐惧和不安，因此大脑会试图填补这些空缺。当你和科萨科夫综合征患者一起参加聚会，第二天描述时，可能会觉得他们在胡言乱语，因为他们所说的许多事情实际上并未发生，这些都是他们的幻觉，也就是虚构记忆。

当我们观察幻听和幻视的精神病患者的脑部成像时，会发现当他们说前面有人时，他们的听觉皮层或视觉皮层被激活，这表明幻觉在他们大脑中的表现是非常真实的。

意识、思维就是大脑的活动，这是大脑一元论的观点。我们的大脑不仅负责生成本能反应和行为模式，还通过神经元活动产生激素，这些激素在血液中流动，影响我们的身体状态。因此，我们的思想和意识实际上是大脑活动的直接产物。随着进化，人类大脑发展出了额外的组织，这一进程被称为“脑形成”，它让我们的大脑功能与动物的有所区别。每个人的大脑都是独特的，这种独特性来源于遗传、早期发展阶段的编程以及自我组织化过程。

因此，我们的意识实质上就是这些额外脑组织活动的反映，它通过与身体和周围环境的互动不断地形成和发展。

### 6. 我们是否拥有灵魂

我们是否拥有灵魂？这是哲学中一个常被探讨的话题。许多人提到濒死体验，描述在临近死亡时，似乎感受到自己沿着一条隧道飞翔，隧道尽头闪烁着光芒，随后进入一个如同天堂般的美好场所，与已故亲人重逢，体验到无比的愉悦。许多被救回的人因此改变了自己的宗教信仰。然而，我想强调的是，这些现象在脑科学中都有其解释。

2002 年，《自然》杂志报道了一项实验。医生们为了确定癫痫患者的病灶位置，通过电极逐步刺激脑部，观察异常放电的区域。在刺激过程中，他们意外发现，当刺激到某个特定脑区时，患者突然说道："医生，我感觉我的手臂和腿都变短了，我飘起来了，看到我自己了。"当然，当医生移开电极后，患者感觉自己又回到了身体里。这个脑区被称为角回，它负责整合我们的空间位置、听觉以及本体感觉等重要信息。角回对缺血和缺氧非常敏感。因此，在濒死状态下，即缺血和缺氧的情况下，比如医生正在进行心肺复苏时，这样的患者往往会经历离体体验，而这种体验也容易伴随宗教妄想。

那么，为什么会出现隧道感呢？这是因为在缺血状态下，我们的视野会变成管状。视网膜缺血时外周的供血首先受到影响，而中央的供血相对较好。因此，我们所看到的光线就呈现出管状的形态。

## 7. 什么是自由意志

自由意志这一哲学命题常常被人们提及，诸如“我的人生我做主”“自由胜于一切”等表述层出不穷。我们真的拥有自由意志吗？

自由意志指的是在完全相同的情况下，个体是否有可能做出不同的决定。在探讨自由意志时，关键问题在于决策的自由。例如，在一个场景中，当一个人面临 A 和 B 两个选项时，如果他选择了 A，很多人可能会认为他选择 B 也是完全有可能的，但这实际上只是一种错觉。因为在决定的那一刻之前，他的大脑已经选择了 A。通过实验，我们可以观察到大脑究竟是先做出决定，还是先意识到这个决定的。结果表明，大脑在意识到决定之前，实际上已经做出了决定，这便对自由意志的存在提出了严峻的质疑。

## 8. 在意识到决定之前，大脑已经做了决定

最早的研究由里贝特进行，他发现在大脑意识到刚才做出什么决定之前，有500毫秒的准备电位。

随后，研究者如弗瑞德和托尼罗等人，通过深部脑电刺激、磁共振成像、行为学联合磁共振以及经颅磁刺激等技术，逐渐揭示出在意识到决定之前，脑部可能在 1.5 秒甚至 8 秒前就已经做出了决策。

如果我们没有意识到自己的选择，又如何能去改变它呢？因此，决策的发生是在意识之前的。每个人的决定可能各不相同，但通常是在做出决定后才意识到这一点,因此我们无法改变已做出的选择。曾经有人提出“没有自由意志”（no free will）的观点,那么是否存在“自由否决”( free won’t )呢？最新的研究显示，似乎也没有“自由否决”。

那么，为什么我们会感觉自己的决定是可以改变的呢？或者说，有“无法决定”的时刻吗？例如，艺术鉴赏家在鉴别真品与赝品时，可以迅速而胸有成竹地做出判断，而你因为分辨不出来，所以“无法决定”。这是因为你与艺术鉴赏家学习和记忆的背景和内容不同，你的大脑没有接受过关于艺术品鉴赏的学习和训练。

做决定的过程是迅速且不受意志影响的。当你意识到自己的决定时，实际上早已做出了选择。然而，随后你会意识到这个决定的后果，这种反馈会影响你的大脑，可能带有正面、负面或中性的情感。接着，你会进行学习：如果刚才的选择是错误的，你会接受教训；如果是正确的，你会强化这种经验。这就是学习和训练的过程。大部分人都是在不断进行学习的，甚至连文盲也在不断学习和记忆。

这种学习伴随着神经突触的变化，当新的情况出现时，你会再次做出新的决定。这个新的决定并非是你自由选择的，而是在新情境中大脑自动做出的决定。你的决定在不同的时刻可能相同，也可能不同，但都是那一刻大脑的选择。因此，当我们说“我即我脑”时，可以进一步理解为“我就是我每一个时刻的大脑”。

实际上，我们大脑的大多数甚至全部工作都是先“无意识”再“有意识”的。这些“无意识”的工作能够出色地完成那些我们通常认为需要“有意识”才能完成的任务。因此，无意识的脑部运作实际上是大脑的一种客观属性。我们常常依赖直觉或冲动来做出决策，诸如“一见钟情”等现象，这些都可能首先是无意识的行为。排外现象同样如此，我们无意识地可能会对他人产生歧视，只有在意识到这种倾向时，才会更加谨慎地行事。

### 9. 拥有自由意志是一种令人愉快的错觉

我们常常会觉得自己拥有自由意志，可以自主决定做与不做某件事，可以自主选择向左或向右。我们深信自己拥有自由决策的权利，这为我们带来了愉悦感。这很可能只是一种错觉，但正因为如此，我们才会更加珍视和追求自由。

那么，这种错觉究竟是好还是坏呢？有研究表明，这种错觉在进化过程中可能是有益的，因为它推动我们不断前进，并且从其对整体道德感的影响来看，这种错觉是令人愉快的。当然，我们也需要警惕它可能带来的风险，因为个别人可能会因此产生“不需要承担责任”的错觉。每个人渴望自由，希望无拘无束地生活，但这必须以不损害社会利益为前提，毕竟我们是社会性动物。只要在社会中生存，我们的自由就必然要受到一定的限制，社会也必然要通过社会规则对某些行为进行约束。

矗立在荷兰阿姆斯特丹市政厅门口的斯宾诺莎雕像，引用了他的一句话（并非完全原文）：“The purpose of the state is freedom”，即国家的目的就是自由。这里是指要保障个体的自由。当然，这样的自由必须以不伤害社会为前提。

第四章

# 大脑疾病：发病机制与治疗

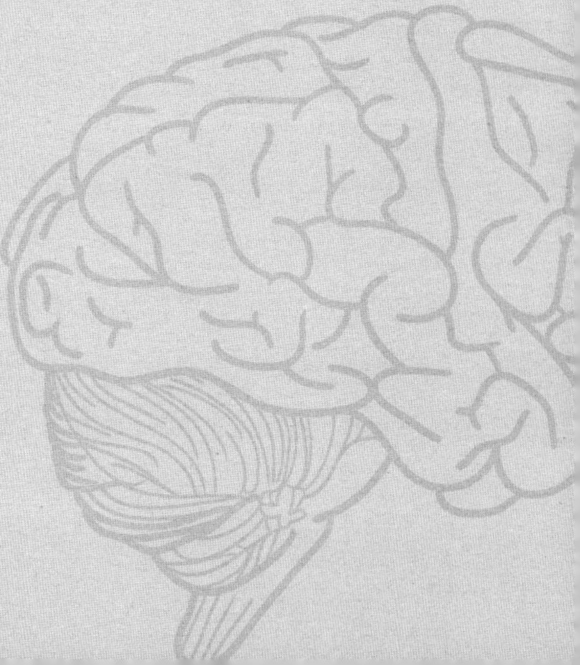

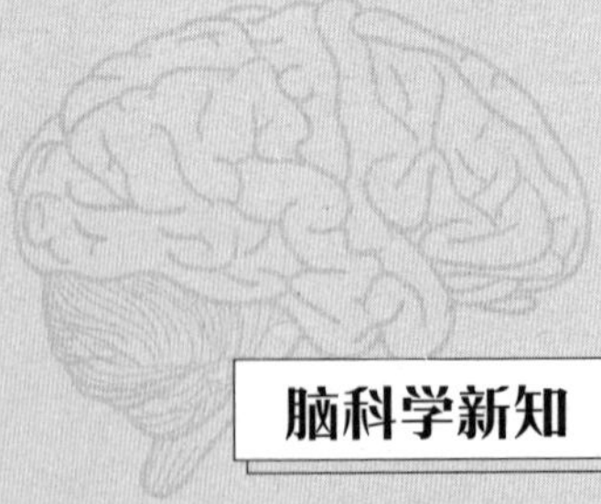

## 脑科学新知

· 所有的环境因素都取决于大脑的易感性，易感性又和遗传环境有关。

· 抑郁症是人类大脑特有的疾病。

· 应激反应轴的过度活跃和前额叶功能的紊乱是较为显著的自杀因素。

· 道德规范在长期进化过程中已深深植根于我们的基因中，对社会动物的生存与繁衍至关重要。

· 脑部疾病和攻击性有着密切的关系，如果杏仁核有损伤，能够导致精神病态。

## 环境对大脑疾病的影响

### 1. 影响大脑发育的有害环境因素

作为社会性动物，我们始终生活在社会环境中，与周围环境的互动深刻影响着我们的发展。

影响大脑发育的有害环境因素多种多样，包括营养不良、化学因素、物理因素、心理因素和传染性疾病等。营养不良可能由食物短缺或胎盘功能不良引起，导致无法为儿童的大脑提供足够的营养。化学因素可能来源于食物、水、酒精、烟草和药物等，这些都可能对大脑发育产生负面影响。物理因素（如辐射和极端温度）也可能对大脑造成影响。心理方面的忽视或虐待同样会对儿童的大脑发育产生不良影响。此外，传染性疾病（如风疹）也可能导致脑炎、智力缺陷和其他脑部疾病。

所有这些环境因素的影响程度都与我们大脑的易感性密切相关，而易感性又与遗传因素有关。例如，在相同的营养不良环境中，某些儿童的大脑可能依然能够良好发育，这正是由于他们的易感性不同。全球每年有数亿儿童营养不良，他们的大脑功能因此受到严重威胁，发育可能受到影响。

贫困是一个关键的环境因素。诺贝尔经济学奖得主尤努斯博士提出了设立穷人银行或乡村银行的概念，他形象地将穷人比作生长在贫瘠土壤中的种子，由于土壤条件的不足，他们无法充分成长。这也正是我们努力致富的重要原因之一，旨在为大脑的健康发展提供必要的物质基础。

在过去，一些偏远地区，尤其是山区和远离海洋的地方，曾面临地方性甲状腺肿大的问题。由于这些地区的居民碘摄入不足，导致甲状腺为了弥补激素的不足而过度增大。中国曾一度成为碘缺乏病严重的国家之一。20 世纪 70 年代，许多省份都出现了不同程度的碘缺乏病，地方性甲状腺肿大患者接近 3500 万，而地方性克汀病（呆小病）的患者数量达到 25 万。甲状腺是位于脖子前部的腺体，负责合成甲状腺激素，这种激素对新陈代谢至关重要，并且对大脑和神经系统的发育有深远影响。如果婴儿在出生前缺乏碘，可能会导致呆小病的发生。这种病与因缺乏生长激素引起的侏儒症不同，后者的孩子尽管身材矮小，但智力正常；而缺乏甲状腺激素的孩子不仅身高受限，还可能伴有智力障碍。

为了消除碘缺乏病，在20世纪80年代，中国实施了全民碘盐措施，以应对甲状腺健康问题。1994年，我国正式实施了全民碘盐政策。到2000年，我们基本实现了消除碘缺乏病的目标，并持续保持这一成果。这一举措极为重要。2002年，我国内分泌专家滕卫平教授指出，我们已经可以根据当地的实际情况来调整碘盐的浓度，从而修订全民碘盐政策。这一举措表明我们对碘缺乏病的防控进入了更加科学、精细化的阶段。

出生前存在多种风险因素，也可能导致精神分裂症的发生。例如，孕妇接触到的重金属铅对母体和胎儿都可能有害；如果孕妇在怀孕期间感染了弓形虫病或其他病毒，也可能对孩子的未来健康造成威胁。此外，孕期营养不良（如缺铁）以及孕妇经历严重的应激反应等，都可能对胎儿的长期健康产生不利影响。这些因素都显著增加了儿童长大后患精神分裂症的风险。

在医疗过程中，有时麻醉也可能会对孩子的大脑造成伤害。研究表明，虽然一次麻醉的影响较小，但多次麻醉可能导致孩子长大后智力下降。因此，鉴于反复麻醉可能引发的学习和行为障碍，我们建议在进行儿童择期手术时，若不紧迫，例如牙科手术等，尽量安排在 4 岁以后，并避免多次麻醉。

### 2. 帕金森病与环境的关系

帕金森病是一种常见于老年人的神经系统退行性疾病。最早描述这种病症的帕金森大夫指出，其主要表现包括肢体僵硬、步态不稳、手部震颤以及面无表情等症状，其中“面具脸”形象地描绘了面无表情的特征。通过对大脑进行冠状切面观察，我们可以发现，正常人的脑干中有一个叫作黑质的区域。这个区域含有产生多巴胺的神经元，尽管这些神经元不属于奖赏系统，但它们在运动调控中发挥着关键作用，并与纹状体相连。纹状体由尾状核和壳核组成，负责接收来自黑质神经元的信号并调控运动。然而，在帕金森病患者中，这些黑质内的神经元会逐渐丧失。由于这些神经元含有黑色素，在解剖人脑时，我们甚至可以用肉眼观察到黑色物质的缺失。这种神经元的丢失会影响对上方脑结构的调控，导致运动功能受损。在疾病的晚期，帕金

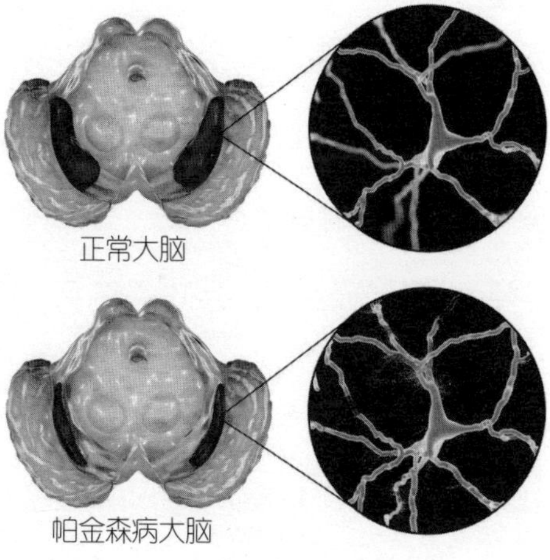


帕金森病与黑质

森病还可能引发痴呆、情绪障碍、睡眠问题以及自主神经功能紊乱等并发症。

农业中某些有毒化合物的广泛使用可能对人体健康产生负面影响。例如，常用于防治蔬菜霜霉病的农药代森锰锌，其大量使用与帕金森病的发病风险显著相关。然而，环境中是否存在可以对抗帕金森病的积极因素呢？答案是肯定的。一项针对男性的研究表明，增加体育锻炼可以有效降低罹患帕金森病的风险。

此外，脑部创伤也可能导致严重的脑部病变。例如，拳王穆罕默德·阿里在年轻时以其快速的拳击反应而闻名，但他后来却罹患了帕金森病。在1996 年亚特兰大奥运会上，他作为最后一棒点燃了奥运火炬，但后来却出现了明显的痴呆和运动障碍等大脑疾病的症状。这些案例清楚地表明，脑部创伤及其引发的病变对大脑健康的影响不可小觑。

尽管如此，慢性创伤性脑病的病理标志物与阿尔茨海默病的病理标志物在成分上是相同的，因此都可能导致痴呆或失智症的发生，并且都是逐步发展的。不过，慢性创伤性脑病的发生部位具有其独特性，通常出现在脑沟的底部，而不是阿尔茨海默病所影响的区域。尽管如此，这两种疾病在成分上仍然是相似的，都可能导致痴呆或失智症的发生，并且其发展过程也与老年痴呆症（即阿尔茨海默病）相似，都是逐步发展的。

### 3. 逆向发病的阿尔茨海默病

阿尔茨海默病（Alzheimer disease，简称 AD）是一种备受关注的疾病，其发病率随着年龄的增长而显著上升，呈现出几乎指数级的增长趋势。通常认为，如果没有因其他严重的健康问题（如癌症或心血管疾病）而提前终止生命，个体随着年龄的增长最终可能会发展为老年痴呆症。在这一过程中，阿尔茨海默病可以被视为一种加速衰老的现象。

从反向角度来看，阿尔茨海默病晚期的症状演变与婴儿出生后的发育过程形成鲜明对比。在疾病晚期，患者的卧姿常常呈蜷缩状，类似于胎儿在母体子宫内的姿态。更令人惊讶的是，当向晚期患者口中伸入手指时，会出现吮吸反应，这是一种新生儿才具备的本能反应，在成年人中通常不会出现。

阿尔茨海默病经历的是一种慢性进程，其病情发展并非一日之间骤然显现，而是随着时间的推移逐渐加重。Reisberg 医生制定了一个分期系统，将其细分为 7 个阶段，其中第 6 期和第 7 期又进一步细分为 6a、6b、6c、7a、7b、7c 等亚阶段。在疾病的早期阶段，患者可能并没有明显的异常感觉或表现。然而，随着病情的发展，患者会逐渐出现近期记忆减退（远期记忆相对保留）、工作能力下降等症状。进入第 3 期时，周围的人会明显察觉到患者的工作效率下降；而在第 4 期，患者的日常生活自理能力开始受到影响，例如穿衣搭配不当、用完马桶忘记冲洗、洗澡时遇到困难等。当疾病发展到第 6 期和第 7 期时，患者会出现明显的痴呆症状，语言能力逐渐丧失，从只能说少量词汇到完全失去语言能力，甚至在行走和坐立方面也会出现困难，无法完成微笑和抬头等基本动作。

阿尔茨海默病与年龄增长之间存在着密切且不可逆转的关系。遗传因素在疾病的发展中也起着重要作用。携带载脂蛋白 E（ApoE）ε4 基因型的个体，其患病风险显著增加，而携带 ε2、ε3 基因型的个体，其风险相对较低。此外，β－淀粉样前体蛋白（APP）基因以及早老素 1 和 2 基因的变异也会增加罹患阿尔茨海默病的风险。

性别差异是影响阿尔茨海默病发病的重要因素之一。尽管女性的平均寿命较长，但即使在考虑寿命因素后，女性患阿尔茨海默病的发病率仍高于男性。这可能与女性在围绝经期经历的性激素剧烈变化密切相关。在这一时期，卵巢功能的衰退导致雌激素水平显著下降，这可能对大脑健康产生不利影响。相比之下，男性在高龄阶段仍可能保持相对较高的雄激素水平。

然而，有一些因素是可以通过干预来降低风险的。改善生活方式和管理相关疾病可以有效降低阿尔茨海默病的风险。这些干预措施包括戒烟限酒、避免创伤性脑损伤、远离高风险环境（如战争等），以及妥善控制可能造成心血管疾病的风险因素，如高血压、高血脂、肥胖和糖尿病等。年轻时积极预防和管理这些疾病，能够显著降低晚年患阿尔茨海默病的风险。

为了延缓阿尔茨海默病的发病，持续的大脑刺激和健康的生活习惯至关重要。科学研究发现，在双语环境下成长的个体，其阿尔茨海默病的发病年龄平均被推迟了大约 5 年。此外，适度的步行、慢跑等活动，以及教育水平的提高也与阿尔茨海默病的晚发相关。从事有趣且富有创造性的工作，长期保持大脑的活跃状态，也有助于推迟疾病的发病时间。

关于受阿尔茨海默病影响的神经元能否被重新激活的问题，当前的研究为我们带来了一线希望。尽管传统观点认为阿尔茨海默病会导致大量神经元死亡，但最新研究结果显示，这些神经元可能更多处于萎缩状态，而非完全死亡。这一发现对患者来说仍然意味着其认知能力可能会逐渐下降，但对医学研究者和科学家而言却是一个振奋人心的消息。因为萎缩的神经元在理论上存在被重新激活的可能性，这为未来的治疗策略提供了新的思路。

**4. 白天够亮、晚上够黑，可以改善老年人睡眠**

生物钟，或称昼夜节律系统，是我们身体内一个重要的调控机制。在大脑的下丘脑中，有一个名为视交叉上核的核团，它是生物钟的核心部分，负责接收光线的刺激，从而让我们感知白天的到来。接下来，它通过一系列神经通路调节松果体，这个脑部结构分泌一种叫作松果体素的物质，也就是我们常说的褪黑素。松果体素的分泌会使人感到困倦，而它仅在黑暗中释放。因此，松果体素的分泌可以帮助我们感知夜晚的降临，准备进入睡眠状态。

研究人员发现，这个昼夜节律系统在认知功能尚未明显受损时就开始发挥作用，科学家们因此开始探索如何重新激活这一系统。一项研究将老年人分为四组：第一组保持原有习惯，不进行任何干预；第二组白天接受光照刺激以激活生物钟，晚上则不做特殊处理；第三组白天随意，晚上睡前服用一颗松果体素；第四组则是白天接受光照刺激，晚上睡前也服用松果体素。

经过3年半的追踪观察，发现双重干预组（即白天接受光照刺激，晚上服用松果体素）的睡眠质量有所改善，情绪更佳，夜间烦躁不安的情况减少。尽管四组在这段时间内的认知功能均有所下降，但双重干预组的认知功能评分提高了3分以上，这一效果是目前药物治疗难以实现的。

这一方法并不是直接治疗阿尔茨海默病，因为阿尔茨海默病在大脑中有其特定的病变特征，如老年斑和神经原纤维缠结等。该方法并不直接针对这些病变，而是通过重新激活生物钟系统，基于“用进废退”的原理来延缓认知功能的下降。因此，这为阿尔茨海默病的治疗带来了新的希望。

我们应该鼓励身边的长辈，特别是爷爷奶奶、外公外婆以及父母，白天时保持家中光线明亮，避免在昏暗的环境中待太久。此外，积极使用大脑，激活生物钟，这些措施都能带来显著的益处，有助于延缓认知功能的衰退。

## 什么样的人容易患抑郁症

### 1. 从进化的角度审视人脑疾病的形成

人类作为社会性动物，天生具有相互依赖的特性，因此在社交互动中容易产生应激反应。当面临战争、自然灾害等外部压力，或是人际冲突等内部压力时，我们常常会处于应激状态。如果在社会关系中遭遇孤立或排斥，我们往往会感到不满，初期可能会选择抗议，随后陷入悲伤，甚至产生负罪感，怀疑自己是否做错了什么，最终可能导致正常社交行为的丧失。

当应激源于失去亲人或伴侣时，个体在应对过程中不仅会经历心理上的痛苦，还可能出现一系列身体不适，如胃部不适、食欲减退、频繁叹气、喉咙紧迫感和吞咽困难（中医称为“梅核气”）。现代医学已经认识到，这些症状可能是情绪反应的表现。此外，睡眠质量也会受到影响，变得紊乱。

人类拥有一整套应激反应机制，在急性应激状态下，我们会抗争、逃跑或者躲避。过去，当人们受伤或生病时，通常会选择回到安全的地方（如山洞中）休息，以促进身体恢复，如今我们更多的是在医院或家中进行康复。然而，需要注意的是，过度的应激反应如果持续存在，也可能会妨碍康复，甚至成为疾病的根源。

**2. 抑郁症是人类大脑特有的疾病**

抑郁症是一种人类特有的脑部疾病，主要影响人类的情感和情绪。尽管在动物身上也能观察到类似抑郁的行为，但作为一种综合征，抑郁症是人类独有的疾病。由于抑郁症是一种精神疾病或脑部疾病，长期以来由于这种疾病被污名化而导致患者畏于就医，所以一直未受到重视和治疗，这导致每年约有 30 万人自杀，这警示我们所有人应当对这种疾病加以重视，帮助患者及早寻求治疗。一些杰出的人物，如张国荣和罗宾·威廉姆斯，在银幕上展现了无与伦比的生命力。张国荣在《红色恋人》和《霸王别姬》中的精彩演出，以及罗宾·威廉姆斯在《死亡诗社》和《无语问苍天》等影片中的精彩表演，都给观众留下了深刻的印象。然而，这些才华横溢的艺术家在现实生活中却饱受抑郁症的困扰，最终选择了结束自己的生命，这些悲剧充分揭示了抑郁症的严重性。

抑郁症对人类健康的影响不可小觑，尤其在年轻人中，这种疾病日益受到关注。大脑中有一套专门负责情感、情绪和社交行为调控的神经回路，这一系统被称为边缘系统，其主要功能包括情绪调节、社交行为执行、记忆的获取与储存，以及维持身体内部的稳态平衡等。据此我们就能理解，抑郁症等疾病正是这部分系统功能失调所致。

### 3. 情绪障碍的易感因素

情绪障碍包括抑郁症（单相障碍）和双相障碍等，指的就是上述功能失调在时间上的延伸。许多人在生活中经历过短暂的悲伤或失望，这个过程如果很快就结束了，那就不是抑郁症，而只是一种抑郁情绪。边缘系统可以通过调节帮助人体恢复到正常状态，保持内稳态平衡。然而，如果边缘系统无法恢复，个体可能会持续处于抑郁状态，从而发展为抑郁症，即情绪障碍。

抑郁症通常被称为单相障碍，主要表现为持续的抑郁情绪。而双相障碍则包括躁狂和抑郁两种情绪状态。在应对压力时，不同个体之间存在着易感性差异。这意味着每个人对压力的适应能力各不相同。有些人在轻微压力下就可能崩溃，而另一些人在巨大的压力下依然能够保持稳定，表现出色。

那么，这种易感性究竟是由哪些因素造成的呢？由于它与大脑特征密切相关，我们可以从基因、大脑发育以及后天环境等多个方面进行理解。环境往往起着触发因素的作用。换句话说，即使我们拥有某种基因背景或大脑发育的易感性特征，如果没有外部环境的压力，也不一定会导致疾病的发生。然而，当环境压力过大时，就容易引发疾病。

在长期的慢性压力下，我们主要面对的是下丘脑－垂体－肾上腺轴（HPA 轴）。有时，这个轴的活性过高可能是导致抑郁症的重要原因。那么，为什么它会过度活跃呢？这可能与遗传和发育的相互作用有关，个体的应激反应系统可能因此处于高活性状态。通常情况下，你的 HPA 轴活性高于其他人，意味着你对于应激或者压力的易感性或者叫敏感性较高。那么在同样的压力下，你就更容易达到极限并产生异常反应。

大量科学研究表明，HPA 轴在抑郁症中常常表现为活性亢进。这包括肾上腺糖皮质激素、盐皮质激素和性激素等甾体激素水平异常。当服用抗抑郁药、接受光线疗法或经历自发好转时，都可以观察到 HPA 轴的活性恢复到正常水平。

那么，哪些因素会导致HPA轴的活性过高呢？除了遗传易感性，孕妇在怀孕期间吸烟或服用含雌激素的药物（如己烯雌酚），也可能对胎儿的大脑产生影响。此外，儿童时期遭受虐待或忽视，以及成年后的巨大压力（如工作压力过大），这些也都属于后天因素。此外，女性的性激素波动以及中风（尤其是左侧中风）也都可能导致抑郁症。这些因素都可能引发应激反应轴的活性亢进。

双相障碍具有躁狂、抑郁交替出现的症状，其发展过程通常如下：个体在出生时看似正常，但在童年时期可能会出现注意力缺陷、多动和睡眠障碍等问题，随后可能出现一些轻度的情绪障碍。进入青春期后，情绪问题可能加重，抑郁症往往是最初的表现。抑郁症的诊断有时会持续十几年，直到首次出现躁狂发作，这时诊断会转变为双相障碍。因此，作为父母、朋友或同事，我们应特别关注周围人的情绪变化，尤其是青少年，以便及时识别并帮助他们应对可能的躁狂发作。

为什么有些人仅表现出抑郁，而有些人则经历抑郁与躁狂的交替呢？这与我们应对压力的能力紊乱有关。在大脑中，HPA 轴是一个重要的应激调控系统，负责调节我们的长期应激反应。此外，我们还有一个快速的应激调控系统，即肾上腺素能系统。例如，当你突然看到一只老虎向你冲来时，你的心跳会加速、呼吸会急促，这就是一种急性应激反应。

抑郁症具有一定的遗传倾向，特别是在双相障碍患者中更为明显。然而，遗传因素并不是唯一的原因。例如，育龄期女性的抑郁症发病率是男性的两倍,这可能与这一阶段女性体内激素的波动有关。在月经周期、产前产后及围绝经期，女性的性激素水平会发生显著变化，而男性则没有类似的特征。因此,我们正在研究外周性激素波动对大脑的影响,以探讨其是否增加了女性对抑郁症的易感性。

### 4. 有哪些治疗抑郁症的方法

抑郁症是一种严重的疾病，全球范围内的终身发病率为 10% ~ 15%。抑郁症是所有疾病中自杀率最高的，甚至达到 15%。截至 2020 年，抑郁症已成为全球第二大疾病负担。在中国，神经精神疾病也是第一大健康负担。

近年来，抑郁症逐渐被大众认识，但过去它一直是一个禁忌的话题。许多患者因担心遭受歧视或失去工作而选择隐瞒自己的病情。历史上许多杰出的创造性人才，如歌德、牛顿、贝多芬、罗伯特·舒曼、梵高、戴高乐和丘吉尔等，都曾受到抑郁症的影响。因此，我们无须对讨论这种疾病感到羞愧，更没有理由轻视或鄙视这些患者，因为他们中的许多人在历史上都是极为伟大和有成就的人物。这一疾病值得我们每个人关注，以帮助患者尽早寻求治疗。

目前，抑郁症的治疗方法主要包括药物治疗和心理治疗。其中，心理访谈在认知行为治疗方面表现出色，绝不能被忽视。因为思想、认知就是大脑的活动，通过认知校正，心理访谈的最终效果也会体现在大脑上。此外，光线疗法也被视为一种有效的治疗手段，能够激活生物钟并抑制应激系统，尤其在冬季抑郁症高发时期表现突出。现在还有通过经颅磁刺激、深部脑电刺激等激活前额叶而治疗抑郁症的方法。然而，这些方法仅对部分患者有效，这主要是由个体差异造成的。

为了深入了解大脑中的变化，我们需要进行更深入的研究。虽然可以使用抑郁症动物模型进行实验，但这些模型无法完全模拟人类抑郁症的症状，尤其是自杀这一重要特征。在生命进化过程中，人类和动物都有生存的本能，但动物极少表现出复杂意识主导的自杀行为，这一点与人类抑郁症患者“可能会自杀”这一重要特征存在显著差异。

能否利用脑成像技术发现抑郁症患者大脑中的变化？尽管现有的成像技术日益精确，能够揭示前额叶功能低下和下丘脑功能亢进等现象，但它仍无法揭示分子层面的变化。为了寻找抑郁症的根本原因，我们需要建立脑库，在志愿者捐献的脑中，针对抑郁症患者的大脑以及作为对照的正常大脑进行对比研究。

### 5. 生命的意义

从哲学的角度来看，生命是有意义的。抑郁症患者常常会感叹“生命没有意义”，虽然这种感受在科学的角度上是正确的，生命的存在的确是偶然突变和自然选择的结果。但是，在生命的进化过程中，大脑产生了无意识的生存欲望，促使我们为了生存而进食、繁衍，并与大脑的奖赏中心紧密相连。奖赏中心的激活为我们带来了生活的愉悦感。在人类社会中，这种愉悦感已经升华为人际关系、工作、爱好、创造、信仰和艺术等多种形式，从而构建了生命的意义和实现感。不过，每个人的生存驱动力，包括生存的幸福感是存在差异的，抑郁症患者身上的典型表现是快感缺失、奖赏系统功能障碍。

哲学家阿尔贝·加缪在其著作《西西弗斯的神话》中提到：“真正严肃的哲学问题只有一个，就是自杀。”亚里士多德曾指出，“所有在哲学、政治、诗歌、艺术方面取得显著成就的人，显然都曾是忧郁症的患者”。

自杀在人类社会中一直是一个深刻而沉重的话题。全球每年约有100万人选择结束自己的生命，这一数字甚至超过了所有谋杀和战争死亡人数的总和，而自杀未遂的人数则高达这一数字的10～20倍。研究表明，自杀者在生前通常存在精神障碍，其中抑郁症占据了70%～80%。此外，焦虑症、冲动控制障碍、酗酒和药物滥用、人格障碍、进食障碍以及精神分裂症等问题也常常伴随其左右。因此，自杀并不仅仅是基于生命是否有意义这种感受而做出的选择，更多时候反映了大脑疾病或功能失调的现实。

### 6. 自杀的根源是什么

自杀是一种极端的行为，其背后潜藏着众多复杂的心理因素。其中，应激反应轴的过度活跃和前额叶功能紊乱是较为显著的因素，这些因素可能与遗传、发育以及环境等多方面的条件密切相关。在应激状态下，一些人可能因为焦虑、冲动或攻击性性格而选择自杀。然而，自杀并非肯定表示抑郁症的病情加重，它也可以是独立的特征，或者说疾病。个体在面对来自社会的羞辱、排斥或者生活中的其他重大应激事件时，其反应具有明显的个体差异。有些人能够积极寻求解决方案，而另一些人则可能选择放弃生命，这反映了不同个体应对压力的不同方式。

在我们的大脑中，抑制性神经递质与兴奋性神经递质通常保持平衡，但在自杀患者体内，这种平衡常常被打破。这可能导致他们在情绪和行为调节方面出现困难。同时，血清素和多巴胺系统的功能紊乱也可能导致快感缺失和幸福感的丧失。

曾经有数据显示，中国每年有约 30 万人自杀。该数据还揭示了两个显著特点：第一，女性人数多于男性，比例高达 3∶1。尤其在农村地区，女性自杀现象尤为严重，她们常常采用致命方式如服用农药或杀鼠药，这降低了抢救成功的概率。第二，农村人数超过城市人数，可能与当地的经济状况密切相关。根据当时的数据，自杀者中患精神疾病的比例较低，仅约 30%。但这并不意味着自杀者都未曾患有精神疾病，很可能是诊断和治疗不足所致。

这一数据提醒我们需提高警惕，并采取积极措施预防和干预。经济的快速增长和社会变革可能影响家庭关系和心理健康，但通过加强心理健康教育和完善社会保障体系，可以有效降低自杀风险。同时，我们也应关注药物成瘾等社会问题对心理健康的潜在威胁。

自杀倾向具有一定的遗传性。研究显示，自杀在某些家族中集中发生。针对 Amish 人的研究发现，自杀具有家族聚集发生的现象，如一项研究发现自杀集中发生在 4 个 Amish 人家系里，提示自杀存在着遗传学因素，该因素对自杀发生的影响度约为 50%。此外，还有性别差异，且因国家文化的不同而不同。例如，美国的研究数据显示，自杀人数的男女比例为 2∶1 ~ 3∶1，而自杀未遂者的比例则相反，这表明许多女性尝试自杀但被救回，这可能与她们采用了较温和的方式有关。

此外，自杀率与环境温度之间也存在一定关联。温度骤升时，自杀率会增加。这与抑郁症和其他精神疾病的发病率是相同的，春季日照变化或温度上升时，这些疾病的发病率往往会增加，进而对大脑产生一定的激活效应。

总体而言，自杀的高危因素包括遗传因素、童年不幸经历、表观遗传因素、人格特征和认知类型，以及物质滥用和成瘾等。这些因素，加上个人的绝望感、近期生活事件和精神疾病等的综合作用，可能导致自杀。因此，应高度重视这些高危因素，并采取预防和干预措施，以降低自杀率并保护生命安全。

### 7. 自杀和抑郁症是不是同一件事

研究显示，抑郁症患者中存在自杀倾向与无自杀倾向的个体，其大脑活动表现出明显差异。总体而言，抑郁症患者的神经递质活性普遍偏低。然而，在对大脑前额叶系统的深入研究中，我们发现一个引人注目的现象：具有自杀倾向的抑郁症患者，其谷氨酸水平显著升高。

谷氨酸是大脑中主要的兴奋性神经递质。这一发现为我们理解氯胺酮在治疗抑郁症及迅速缓解自杀意念方面的有效性提供了重要线索。氯胺酮是一种谷氨酸能受体的抑制剂，曾作为麻醉剂广泛使用，目前在某些地区仍在应用。在治疗抑郁症时，通常采用静脉注射氯胺酮，但静脉注射的方式并不便捷，且氯胺酮具有成瘾性。因此，科学家们正在积极探索其他给药方式，如鼻喷或口服，以期实现长期用药并降低成瘾风险。这已成为当前研究的重点课题。通过这些努力，我们有望为抑郁症患者提供更为高效且安全的治疗选择。

### 8. 如何预防自杀

首要任务是充分诊断和治疗个体可能存在的潜在疾病。这不仅需要我们主动寻求医疗帮助，还需要在察觉他人可能患有精神或脑部疾病时，积极建议他们就医，并推荐合适的医生或心理治疗师及相应的治疗方案。只有确诊后，才能进行有效的治疗；只有成功治疗，才能切实降低自杀率。

对于已经患病的人群，药物治疗是不可或缺的环节。这包括使用能够直接扭转自杀意念的药物，如氯胺酮等。然而，在抗抑郁治疗的最初两周内，患者的自杀风险实际上会增加。尽管抗抑郁治疗最终能帮助患者消除自杀念头并恢复快乐感，但在初始治疗期内风险尤为突出。这是因为患者的情绪尚未得到明显改善，而他们的精神运动能力可能因药物作用而提升。这种情况可能导致原本有自杀倾向但行动力不足的患者，在治疗后具备实施自杀行为的能力，这一点需要我们高度关注。值得一提的是，锂盐能降低双相情感障碍和抑郁症患者的自杀风险，而用于治疗精神分裂症的氯氮平也能降低此类患者的自杀风险。

随着社会对这一群体关注度的提升，世界预防自杀日应运而生。对于那些有自杀念头但仍希望寻求帮助的人，自杀热线成为一个重要的求助渠道。我们需要多学科团队的共同努力，包括精神科医生、心理学家、社会工作者、治疗师以及家人的参与。如果家人发现亲属或朋友有自杀倾向，一定要及时寻求专业帮助，并加强对全科医生和精神科医生的培训。

在我们对自杀机制的理解尚不够全面的情况下，有一点是明确的：绝大多数，甚至可以说所有的自杀行为，相较于生命的正常状态而言，都是非正常的。正如我们常说的“救人一命，胜造七级浮屠”，珍爱生命——无论是自己的还是他人的——都尤为重要。

## 脑科学与法学的结合点

### 1. 什么是神经法学

大脑与犯罪之间的关系涉及一个重要领域——神经法学。该领域主要研究大脑如何影响现代刑事司法的运作。

曾经有人通过测量罪犯的头型，包括凸起和凹陷的部位以及周长等参数，试图判断一个人是否有犯罪倾向。这种做法显然缺乏科学依据。然而，现代科学利用磁共振成像技术发现，罪犯的大脑可能存在显著的损伤，这种损伤可能与犯罪行为的发生相关。作为脑科学与法学的结合点，这正是我们要探讨的，即神经法学。

作为社会动物，我们必须在社会中生存，并遵循一定的道德规范。这些规范并非人类所独有。在大型类人猿社会及其他社会动物群体中，同样可以观察到道德规则的存在。科学家弗兰斯·德瓦尔及其团队对类人猿进行了深入研究，发现这些与道德相关的规则包括利他主义、互惠、道德攻击、共情、违反规则的羞耻感以及害怕受到惩罚等，在类人猿社会中同样存在。这意味着在长期进化过程中，道德规则的建构模块实际上已经烙印在我们的基因里，这对社会动物的生存与繁衍至关重要。

曾有西方学者指出，中国是最文明的社会。那么，他是如何得出这一结论的呢？原因显而易见。中国能够在如此庞大的人口规模下实现和平共处、避免战争和相互消灭，这无疑是文明的体现。

**2. 大脑发育与犯罪的关系**

遗传、自组织化和程序化机制的共同作用，使得我们每个人的大脑都独一无二，具有各自的潜能和局限性。尽管我们倡导社会和平共处，但现实中，某些人的攻击性确实强于他人，这种差异可能源于先天遗传因素。此外，男性由于睾酮（雄激素）的影响，通常比女性更容易表现出肢体攻击性，而女性的攻击性则多体现在孤立、排斥或背后议论等方式上。孕妇如果使用药物、吸烟等，都可能会对胎儿的大脑产生负面影响，进而增加其未来攻击性的概率。

研究表明，脑部疾病与攻击性行为之间存在显著的关联。曾经有一个人因在超市反复偷窃，尤其是一次偷了十块牛排而被捕。其家人向警方反映，此人的这一异常行为是在一次车祸后出现的。虽然他们家境殷实，不缺牛排或超市里的其他物品，但他却无法控制自己的偷窃冲动。警方对其进行了磁共振检查，结果显示他的前额叶和颞叶部分存在严重的创伤后损伤，这正是导致他偷窃行为的原因。前额叶病变或杏仁核损伤都可能导致攻击性增强，表现为各种精神病态，如注意力缺陷、多动症和边缘人格障碍等。

当我们讨论犯罪和攻击性时，另一个不可忽视的群体是那些尚未成熟的青少年罪犯。由于他们的大脑仍在发育过程中，因此具有很强的可塑性和被教导的潜力。我们应该给予他们更多的关注和引导，帮助他们走上正途，成为有益于社会的一员。

在罪犯群体中，有一个特殊的亚群体值得我们关注——低智商人群。他们的智商通常为 50 ~ 70，被认定为残疾，占总人口的16%，但在刑事法庭上，他们的比例却高达 50%。尽管我们通常认为犯罪者应为自己的行为负责，但对于低智商人群而言，他们往往无法理解责任的含义，也无法承担责任。这使得他们更容易受到他人的影响，最终走上犯罪的道路。

电影《阿甘正传》生动地展示了一个低智商者如何追求自己的幸福。在杭州，也有一位类似的“阿甘”，虽然智商不高，但通过工疗训练，他学会了洗盘子、洗碗等技能，并在一家五星级酒店找到工作，获得了稳定的收入。这样的例子表明，低智商人群在适当的引导和培训下，完全可以融入社会，过上正常的生活。

此外，有些人在睡梦中可能会梦游，醒来后却一无所知；还有些人因酗酒而失控，这些也都是脑部疾病或异常的表现。当这些患者犯罪时，我们应该如何对待和处理呢？这也是神经法学正在研究的课题。

### 3. 基于生物学基础的刑事法则

美国前总统里根曾遭遇一次刺杀事件，幸运的是他被抢救过来了。刺杀者是一名叫辛克利的年轻人，他为了吸引电影《沉默的羔羊》女主角朱迪·福斯特的注意，做出了这一极端举动。虽然刺杀总统是严重的犯罪行为，但辛克利的家人提出他可能患有精神分裂症。经过脑部成像和精神科医生的评估，辛克利被确诊为精神分裂症患者，因此他并未被监禁，而是被送往精神病院接受治疗。未来，当他即将出院时，会接受评估，只有通过评估被确认为对社会无害时，才会被允许重新融入社会。

那么，为什么我们选择对精神疾病患者进行治疗而非惩罚呢？这背后有着深厚的历史渊源。在刑事司法领域，有一个著名的法则称为马克诺顿法则。该法则源于1843年的一起案件，当时有一名精神病患者叫马克诺顿，他试图刺杀英国首相，虽然未遂，但却杀死了首相的秘书。按照常理，他应该被送入监狱，但考虑到他是在精神病发作期间犯的案，人们认为刑事司法并不适用于这位精神病患者，因为他无法认识到自己的行为是错误的。法庭最终判决他无罪，并将其送进医院接受治疗。《马克诺顿法则》由此而出台，它是指在法律上，如果一个人由于精神疾病而无法理解自己行为的性质和后果，那么这个人就不应该为其行为承担刑事责任。《马克诺顿法则》的出台为后续类似情况的处理提供了法律依据。

制定这一法则有其生物学基础。科学家在猕猴的行为中观察到，它们遵循一定的道德规则。当有猴子违反这些规则时，成年猴子会对其进行惩罚，如殴打等。然而，有几只小猴子虽然也违反了规则，却没有受到惩罚。经过进一步研究，科学家发现这些小猴子患有唐氏综合征，说明这种法则也存在于猴群中。

在讨论惩罚时，我们需要深入思考如何通过证据来评估惩罚的有效性。对于那些大脑存在问题的人，是否应对他们施加惩罚，这是我们作为社会有机体发展至今所面临的重要议题。

首先，建立惩罚制度的初衷在于维护社会规则，确保社会的正常运转，防止冲突和暴力行为的发生。人类本质上是具有攻击性的社会动物，因此我们需要通过规则来约束和引导这种攻击性行为。

其次，公众的满意度和报复心理也是不可忽视的因素。这是人类心理的一种特征。如果执法部门不采取行动，民众便有可能自行报复。因此，对罪犯进行惩罚在社会上获得了广泛的认同。

最后，需要关注如何减少再犯和屡犯的现象。神经法学在这一领域可以进一步深入研究，同时评估药物的有效性。我们应通过循证研究寻找更为人性化且有效的惩罚方式，既要保障罪犯的基本人权和尊严，又要实现惩罚的目的。这需要我们不断探索和研究证据，这就是循证研究的意义所在。目前，神经影像学也在为神经法学提供支持。我们可以对一些罪犯进行大脑磁共振成像检测，同时给予他们抑制性任务，观察其前额叶和前扣带回的活性。如果一个人在自制力方面表现不佳，这可能预示着其再次犯罪的风险较高。

### 4. 保护公众安全至关重要

无期徒刑的目的在于将罪犯永久与社会隔离，直至其去世，从而确保他们不再对他人构成威胁。有些人可能认为，无期徒刑或监禁对罪犯来说过于“轻松”，因为他们有基本的生活保障。实际上，社会动物是极度渴望自由的，将人关押起来，仅提供基本生活需求，实际上是一种极为严厉的惩罚。

至于惩罚是否具有威慑作用，目前仍然存在争议。许多杀人犯在被询问时，往往表示是在无意中杀人，或者在犯罪时头脑一片空白。换句话说，他们并未意识到自己的行为。因此，我们的惩罚方式是否真正具备威慑力，仍需深入探讨。

第五章

# 大脑开发：AI、脑库与脑疾病新疗法

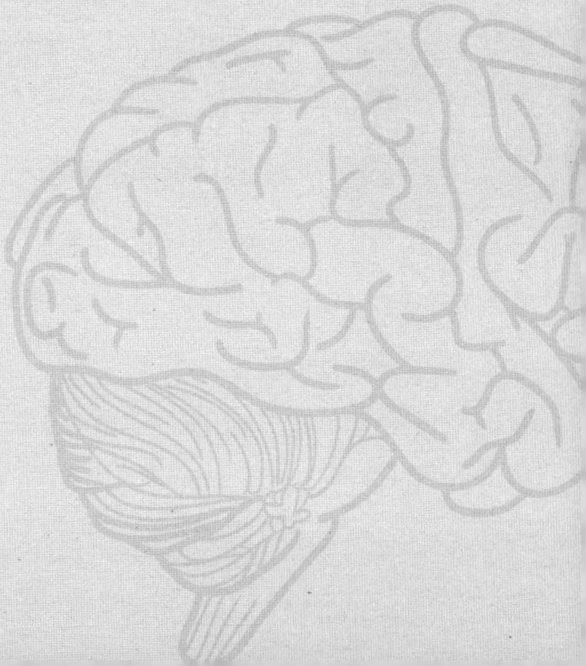

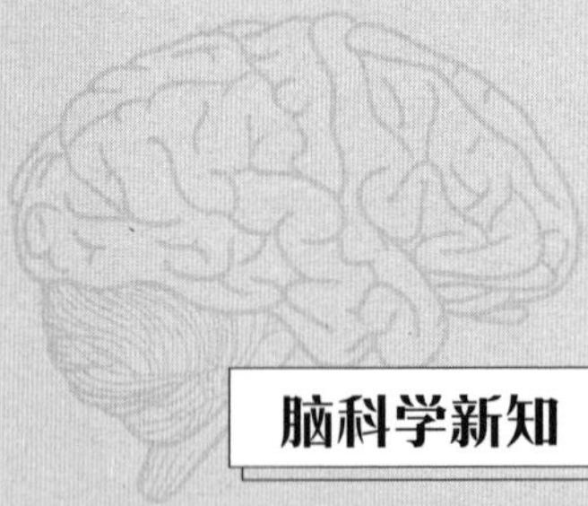

## 脑科学新知

· 人类大脑的大部分工作都是潜意识工作，这部分工作人类自己都不知道，所以无法将其赋予 AI。

· 电脑与人脑的思考方式、决策方式存在本质差异，想让电脑和人脑实现真正意义上的融为一体，是不可能的。

· 脑死亡已经被广泛接受为个体死亡的标准。

· 大脑的疾病甚至所有的疾病都具有一定的自愈性。

· 脑机接口技术可以让我们实现手随“脑”动，只需通过意念就可以打字或者行走。

## AI是否会取代人脑

### 1. 人类会被人工智能消灭吗

我们先来看看世界上首位机器人公民索菲亚，它可以和记者很自如地对话交流。当记者问它："你会摧毁人类吗？"它说："我会摧毁人类的。"这样的对话曾经引起轩然大波。人们开始担忧，人工智能或者智能增强（指在人体上附加智能穿戴设备）技术的发展会不会导致有朝一日人类被机器消灭呢？人工智能是否已经能像人类大脑那样进行信号采集和分析处理？

基于我们对脑科学研究的发现并依据其所形成的认识，答案是否定的。

### 2. 潜意识——海平面以下的"冰山"

如果把大脑比作海里的冰山，那么电脑的工作方式或者说其"算法"就是模拟了大脑这座冰山海平面以上的部分，也可以说是人脑的显意识，但是人类大脑的大部分工作都是由潜意识，也就是海平面以下的那个部分去完成的。我们清楚地知道潜意识的存在，但不清楚它究竟是如何工作的，所以它被称为潜意识。潜意识囊括了个体的行为模式、价值观等，比如我们的各种情绪，以及偏见、歧视、排外等不易显现的思维方式，可以说个体的很多本能都存在于这个部分，由个体的大脑构筑而天然形成。这个部分我们无法向 AI 传授，因此 AI 无法成为人脑。

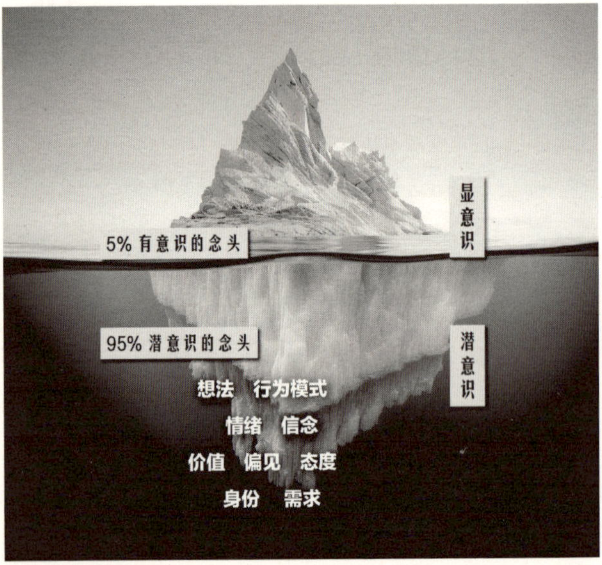

此外，我们已经知道神经元之间是通过神经电活动的沟通而工作的，除此之外，神经系统的活动还依靠神经系统与内分泌系统的合作完成。内分泌系统是一种整合性的调节机制，通过分泌各种激素来实现对机体的控制与调节。激素就像冰山周围的海水，有波动性和节律性，围绕着大脑这座冰山，一刻不停地调节着神经系统的活动。

电脑的算法是基于人们对于神经电活动的认识，通过算法而数字化了的，因此难以或者无法具有这种在大脑中“流动”的例如激素的特征。换句话说，电脑难以模拟出内分泌系统的结构及功能。因此，电脑跟人脑的工作方式、决策方式从根本上就是不同的，即把电脑（如芯片）植入人脑并实现真正意义上的融为一体，并且不损伤、损害人脑是不可能的。我们所看到的赛博格类科幻作品，机器只能增强人类的某些性能，是作为人体的配件或者附属物而存在的。

还有一个 AI 无法拥有的人脑特征——创造力，

即根据现存的似乎不相关的元素而产生全新事物的能力。例如，给 AI 一双眼睛，给它看鸟、蒸汽机，它会像莱特兄弟那样主动创造出飞机吗？显然是不会的，它缺乏那种原始的伴随着生存而存在的创造冲动。

### 3. 活着的大脑就是思维

我们应摒弃大脑二元论的思想。二元论的观点认为，意识作为大脑的一个特性，与大脑的物理特性完全不一样，它应该是觉醒的或者是有意识的，所以作为物质的大脑及其意识，应该是二元的。然而，这和大脑的物理特性完全不一样，大脑和思维实际上是一元化的，应该理解为活着的大脑就是思维，就是所想。

另外，大脑还有一个典型的工作特征，其客观属性叫作无意识过程。在这些过程中，大脑和与其相连的身体、其所处的环境之间不断地进行互动，以收获的信息为反馈而进行工作。

人脑是 38 亿年进化的产物，每一个大脑都是基于遗传、自组织化和程序化的机制发育而形成的复杂神经网络系统，没有任何两个大脑是相同的，每一个大脑都是独一无二的。任何想要改变大脑的尝试，哪怕初衷只是改进大脑，都需要和38亿年进化过程中的生命反复试错（不怕失败，反复尝试）相抗衡，显然，这是不可能的。

**4.脑科学研究与科技伦理**

机器人索菲亚的那句“我会摧毁人类的”，其实是人类为其预先设定好的一个对话程序而已，所以完全不必担忧。那我们真正应该担忧或者关注的是什么呢？这其实是AI发展过程中需要遵循的伦理——科技伦理。

很多年以前，我们就可以用机械代替人体的一部分来连接大脑，或者做机械治疗、替换，或者增强人体的某些功能，给残障人士带来一些福音。例如，助听器可以把外面的声波转换为电波，从而刺激大脑听皮层形成听觉。这种配件植入人体是为了促进康复，帮助残障人士更好地生活。

还有科学家给某位因脊髓横断而瘫痪的患者大脑运动皮层植入电极，患者可以通过“想”移动自己的手来实现真正移动手。科学家通过电极捕捉到这样的信号，将其转化为电脉冲，并绕开脊髓直接连接到他所佩戴的电子袖套上。电子袖套上的电极能刺激其皮肤下的肌肉活动，从而控制手腕甚至是每根手指的运动。这些都是给残障人士带来便利的一些技术实现。

于是，就有了这样的疑问：这些植入到人体的，尤其是植入到脑部的机械 / 电子配件会不会改变个体属性？会不会有人对这种配件进行恶意改变或者操控，反过来伤害人类？

比如，一位眼睛受损的患者装了一个无线传输的摄像头去代替眼睛，这就像一台行走的摄像机，他走在路上，看到的景色都会被拍成影像并被传输和存储。那么我们就会担心，这样的人在社会中会不会把我们的隐私泄露了呢？这是我们应该担心、应该特别关注的，脑机接口技术以这样的方式融合，是否会给社会带来一定的伤害？因此，出于对赛博格或者对 AI 的担忧，我们更应该向伦理方面寻求一个担保。

每一项科学技术都是既可以被采用，也可能被滥用的，关键在于使用科技的人。我们可以去推测，但无法预测未来 AI 技术还会有哪些发展。科学进步的脚步是拦不住的，我们应该预防的是科学技术被滥用，而唯一的保证就是建立起良好的科研道德规范，建立起防止技术被滥用的法律法规，以及增进民众的科学知识和法律知识。

## 脑死亡与个体死亡

### 1. 了解安乐死

死亡在很多时候是一个禁忌，大家避而不谈。生命是如此美好，我们希望能够快乐地活着，而对死亡往往感到恐惧，害怕那一天的到来。然而，生老病死是生命的自然规律，死亡也因此成为一种科学现象。只有充分了解死亡的过程，并知晓在何种阶段可以避免痛苦，我们才能释然。

从科学的角度来看，“我即我脑”意味着大脑代表了个体的属性和状态。当大脑健康时，个体也健康；当大脑生病时，个体则处于疾病状态；而当大脑停止工作时，生命也随之结束。因此，脑死亡已被广泛接受为个体死亡的标准。基于人道主义的理念，荷兰于 2002 年通过了安乐死法律，赋予人们以尊严的方式离开世界的权利。目前，全球仅有 9 个国家或地区通过了安乐死法律。

荷兰的安乐死法律第一条规定，执行安乐死仍可能受到惩罚，可能被视为犯罪。第二条则指出，在满足特定条件下，实施安乐死可不受惩罚，即无罪。首先，程序必须由执业医师执行，而非他人；其次，医师必须遵循其应尽的责任要求；最后，医师须向检察官报告实施安乐死的整个过程。这三点缺一不可，只有全部符合，才能免于惩罚，否则仍将被视为犯罪。

安乐死的概念已在一些国家得到实施，但绝大多数国家仍未对此表示同意。例如，在英国，安乐死是违法的，而我国目前也尚未通过相关法律。曾有一位肌萎缩侧索硬化症患者，即我们所称的“渐冻人”，他的四肢完全瘫痪，但大脑仍然清醒，且他正承受着极大的痛苦。于是，他向法院请求允许安乐死，但未获法官支持，因为英国并没有安乐死的法律。听到判决后，他绝望地痛哭。两周后，他被发现已经去世。这一事件引发思考，因为大家知道他无法自行实施辅助自杀，而他的死亡显然是由他人所致。在这种情况下，相关人员所面临的法律风险值得关注。

### 2. 什么是法律中应尽的责任要求

在法律中，“应尽的责任要求”是指患者的请求必须是自愿的，且该意愿必须是经过充分考虑的，外界无法替代其决定。患者必须经历无法忍受的痛苦，并且这种痛苦是现有医学手段无法缓解的，这需要医生的专业判断。

除了患者的自主选择和医生的判断，还需遵循一系列程序要求。首先，医生需充分告知患者其病情和预后。其次，医生和患者必须确认没有其他合理的治疗方案可选。再次，负责实施安乐死的医生还需咨询至少一位独立医生的意见。对于精神疾病患者，则需两位独立专家共同做出判断。最后，被咨询医生需确认所有法律规定的责任已经履行，如未履行，安乐死程序将无法进行。

当所有医生达成一致后，安乐死的实施必须以谨慎、无痛且专业的方式进行。完成后，医生需要就他们辅助进行的安乐死或辅助自杀全过程作出报告。即使前述步骤均符合规定，若未完成报告，医生的行为仍可能被视为犯罪。

报告提交后，地区审查委员会将对案例进行审查。该委员会至少由一位律师、一位医生和一位伦理学专家组成。荷兰虽小，但设有 5 个委员会，轮流审查安乐死案例。委员会将决定医生是否满足应尽的责任要求，只有通过审查，医生才能被判定为无罪。否则，医生仍可能面临有罪判决。

在法律执行过程中，人们进行了广泛调研，涵盖公众、癌症患者和神经系统疾病患者对安乐死的态度。调研结果显示，癌症患者和神经系统疾病患者对安乐死的实施并未引发问题。然而，对于精神疾病患者，则需要有一位额外的独立精神科医生参与决策。

此外，对于失智症或痴呆患者，究竟应该在满足什么样的条件下才可以被执行安乐死的问题，还在讨论之中。除了医生的判断，患者本人必须再次确认。如果患者已失智，无法做出判断，则无法实施安乐死，此人必须继续生活。

总的来说，虽然今天还无法完全实现合法实施安乐死的理想状态，但相信随着社会的进步发展，随着民众对于生命生老病死等科学知识的认识提高，伴随着严谨科学的安乐死法律的建设和不断完善，我们还是有希望在未来做到的。

### 3. 大脑的“重生”——脑库

在科学意义上，一个人去世以后，他就不复存在了；但是在人文学意义上，有一个“重生”的概念，即留下大脑，交给科学家们去研究。将我们的脑组织妥善保存下来，交给科学家进行研究。科学家把大脑制作成研究的样本，针对生前存在脑部疾病的大脑和生前没有脑部疾病的大脑进行病例对照研究，很可能会找到生前严重折磨人们的脑部疾病，包括阿尔茨海默病、帕金森病、抑郁症、精神分裂症等的发病原因，进而找到相应的治疗方法或预防策略。

为何说在这个意义上大脑得以重生？因为大脑被利用了起来，再次发挥了它的功能。要想有朝一日彻底解决人脑疾病，只有通过认识它、预防它、治疗它而实现，这就需要科学家们去研究患病的大脑，同时也要研究无脑部疾病的对照者的大脑。每个人的大脑都不一样，不可能因为研究了某一例抑郁症患者的大脑，就得出结论说所有抑郁症患者的大脑都有某种特征。研究需要进行同年龄、同性别，甚至相似生活习惯的大脑对比。而且，仅靠一个大脑是不够的，需要多个同样疾病的大脑样本。因此，需要民众，包括患者，于去世后火化前，无私地捐献出大脑，这种奉献饱含对未来的希望，体现了无私的大爱。

脑库的工作主要包括以下几个方面：

首先，招募捐赠者并进行登记。这项工作必须在捐赠者生前完成，去世后无法再签署知情同意书。在未获得捐赠者明确同意的情况下，不能收集其大脑，这符合国际伦理规范，尊重个人对自身身体和器官的自主权。

其次，准备并妥善保存脑组织。这一步骤至关重要，确保脑组织在科学研究中保持最佳状态。

再次，向研究人员发送脑组织样本。当脑库收到研究申请后，会仔细评估并选择合适的样本发送给科学家进行研究。

最后，研究结果会反馈给脑库，或以科学论文的形式向整个科学界公布和共享。这一过程有助于推动科学研究的进步，促进知识的传播与交流。

脑库作为储存机构的代表，其核心目标并不仅仅是储存脑组织，而是将这些组织提供给科学家进行深入研究。依据不同的研究需求，采用冰冻或福尔马林固定等多种储存方法。当研究者申请使用这些研究材料时，必须经过学术委员会的严格审核与批准。通常，研究者仅需关注大脑的特定区域，如海马、小脑、前额叶或杏仁核等，因此一个大脑可以为多个研究项目带来重要贡献。

然而，这项工作并非易事，需要一代又一代人的共同努力，才能积累足够数量的大脑用于研究。如果您有意捐献大脑，需签署知情同意书，并提供详细的生前病史。即使是常见的胃病等疾病，也需记录在案,因为这些疾病可能导致您服用特定药物，而这些药物可能对大脑中某些分子产生影响。这一点对于科学研究至关重要。

# 脑疾病新疗法

## 1. 大自然不产生错误，仅仅产生差异

每个人在出生前就已经确定了许多特征，先天因素的影响是个不容置疑的事实。然而，后天的环境也能对我们的性格及行为产生深远的影响，甚至可以被程序化。先天因素对大脑的影响有助于我们理解性别认同、性取向、冲动和攻击性等方面，同时，出生后的母语、信仰和环境等因素也会在一定程度上塑造我们的思维方式。

此外，个体在出生前确定的特征还包括患脑部疾病的风险。这并不意味着你必然会生病，而是说明你可能比其他人更容易罹患抑郁症、精神分裂症、肥胖症或成瘾等问题。

自然界并不制造错误，只是产生差异。例如，我得了抑郁症，这不是错误，而是一种差异。正是这种差异推动了生物的进化。遗传、自组织化和程序化等因素使得我们每个人都独一无二，拥有各自

的优点和缺点。每位个体都希望这一生从生到死能过上一种幸福的生活，而这种生活的自由要以不伤害社会为前提。

脑科学的研究正在日益深刻地影响我们的社会。我们应始终铭记斯宾诺莎的观点：正因为缺乏自由意志，我们在追求自由时，必须以不伤害社会和他人为前提。希望大家能够深入了解大脑的知识，这将帮助我们更好地洞悉自己，理解社会。

**2. 大脑疾病的自愈性**

与人体的其他疾病一样，有些大脑疾病也可以自愈。让我们来看一个例子：特里·沃利斯先生昏迷了 19 年，手部也出现了变形。然而，他在某个时刻自发恢复了一部分意识，当他醒来时，第一句话便是用“mom”向照顾了他 19 年的伟大母亲致以问候。磁共振显示，在他醒来的 18 个月内，他大脑皮层后部及连接区的神经纤维逐渐增多，甚至大脑一侧的皮层区域，包括楔叶，也恢复了活性。这些区域对个体的自我意识至关重要。

不过，特里·沃利斯先生之前的昏迷状态可能是一种微小意识状态，而非植物人状态。这两者常常被混淆，因为患者表面看上去似乎都处于无意识状态，但真正的植物人状态意味着脑死亡，无论照顾多久，他们都不会再醒来。对于这种情况，有些国家会实施安乐死。而微小意识状态则有所不同，患者对某些刺激会有反应。例如，医生播放他的名字或他曾经擅长的高尔夫球的相关信息时，其脑电波或磁共振图像会显示出不同的反应，表明他对这些信息有一定的感知。

对于这样的微小意识障碍患者，长期的照顾和对大脑的促醒是有价值的。当然，患者也有一定的自我恢复能力。

接下来，我们来看泰勒博士的例子。她在 37 岁时经历了一次大面积脑出血，导致偏瘫。在术后的 8 年里，她逐渐康复，作为神经解剖学家，她开始向公众演讲。她声称，凭借意志力和对神经解剖的了解，她的神经环路得到了全面康复。她强调自愈能力，并表示：“我真的相信，作为一名患者，你应该对自己的康复负全部责任。”然而，这种说法可能会给中风、脑出血或脑梗死患者带来不必要的压力。我们提倡在中风后迅速采取医疗措施，而不是等待患者依靠意志力康复。

在很多情况下，脑出血是需要进行手术以清除出血灶的，正如泰勒博士自己所经历的那样，而“梗死”则是由于血管被血栓等堵塞物阻塞，这种情况需要迅速进行溶栓治疗，而不是在家进行认知训练。溶栓治疗的最佳时间通常是在发病后 4.5 小时内。

溶栓治疗有几种有效的方法。首先，一种常见的方式是通过静脉注射溶栓剂，这种药物被称为组织纤溶酶原激活剂。它通过静脉进入血管，迅速到达脑部以溶解血栓。此外，脑科学的进步使得介入放射学成为一种新兴的治疗手段。在 X 线的引导下，医生能够进行精确的手术操作。执行手术的医生需要穿着铅衣，以保护自己免受 X 线辐射的影响。

在手术过程中，医生会将取栓支架通过血管送入病变区域。这种支架在未展开时像一朵花苞，在到达病变部位靠近血栓的位置时会撑开，形成一个网状结构，能够有效抓住血栓并将其拔出。成功取出血栓后，血管将恢复通畅。为了确保最佳效果，这种手术最好在发病后的 6 小时内进行。因此，发现中风患者时，务必迅速将其送往医院进行抢救。

### 3. 经颅磁刺激

经颅磁刺激（Transcranial Magnetic Stimulation，简称 TMS）无痛、无创，利用磁场信号可以无衰减穿透颅骨的技术，刺激大脑神经。1985 年，Barker 博士成功研发了第一台经颅磁刺激仪。如今，重复经颅磁刺激已被广泛应用于多种神经精神疾病的治疗。

重复经颅磁刺激的治疗原理主要是通过调整刺激频率来兴奋或抑制大脑神经。高频率和高强度的刺激能够产生兴奋性的突触电位，促进神经兴奋；而低频率的刺激则起到相反的作用。因此，通过高频与低频的双向调节，可以有效平衡大脑的兴奋与抑制功能，从而达到治疗效果。医生会针对不同患者的大脑状况，对不同的脑区采取不同的刺激强度、频率。

目前，经颅刺激可以用于治疗精神分裂症中的阴性症状，以及抑郁症、强迫症、躁狂症、创伤后应激障碍等精神疾病，其中对于抑郁症的治疗，在美国已经通过 FDA 的批准。而在我国的三甲医院中，这种治疗方法也已开始应用，其治愈率可达20% 左右。

此外，经颅磁刺激可以用于认知研究、躯体感觉及戒毒等成瘾性治疗，在脊髓损伤、帕金森病以及外周神经康复等领域也展现出广泛的应用潜力。在治疗过程中，个别患者可能会感到轻微的头痛或头晕，但并无其他明显的不良反应。目前，经颅磁刺激被视为一种相对安全且有效的治疗方法。

**4. 深部脑电刺激**

深部脑电刺激（Deep BrainStimulation，简称 DBS）是通过植入大脑内部的电极发送高频电刺激，主要作用于控制意识的关键核团，如丘脑的中央核、室旁核等。在诞生之初，深部脑电刺激主要应用于促醒昏迷患者，让他们恢复意识。

深部脑电刺激的研究始于 20 世纪 50 ~ 70 年代。1969 年，Halsser 首次报道了刺激可以促使轻度认知功能障碍患者产生良好的唤醒反应。如今，这项技术已广泛应用于帕金森病患者的震颤治疗。例如，给患者服用左旋多巴等药物，以增加其脑内黑质 – 纹状体通路（即运动环路）中的多巴胺含量，以期达到走路更为流畅、震颤减少等目的；而当药物产生抵抗或疗效逐渐降低时，深部脑电刺激便成了一种有效的治疗手段。通过刺激，帕金森病患者的手抖可迅速停止，甚至能够更顺畅地行走，但其作用机制仍在研究之中。目前，大部分研究认为它可以通过增加脑的血流量或提高代谢水平，从而起到唤醒作用。此外，也有研究指出，它能够刺激负责维持觉醒的脑干网状结构，以及修复部分受损的细胞膜和膜电位。目前，深部脑电刺激也被应用于阿尔茨海默病的治疗中，并已经取得了一定的疗效，展现了其正面效应。

值得注意的是，在进行脑部手术时，如果需要切除肿瘤，由于脑部没有疼痛感受器，所以可以选择进行麻醉或不进行麻醉。医生可以通过脑电刺激来探测手术范围。现在，医生已经将这项技术应用于脑部手术。例如，对于一位音乐家患者，如果其脑部长有肿瘤，医生需要精确地切除肿瘤，同时尽可能保留周围的正常组织。为实现这一目标，医生会在肿瘤周围进行逐点刺激，同时要求患者拉小提琴。当琴声发生变化时，意味着已经达到了手术的边界。如果继续切除周围组织，可能会损害患者的演奏技能。通过这种方法，医生能够准确划定手术边界，为脑外科手术的成功提供了极大的便利。

**5. 脑机接口**

在脑健康领域，脑机接口真正关注的是瘫痪患者以及脑部或脊髓疾病患者的康复问题。总体而言，就是大脑仍在活动，身体却可能无法动弹的人群。

例如，闭锁综合征（Locked-In Syndrome）是一种典型的病症，类似于《潜水钟与蝴蝶》中主角所经历的情况。这类患者因脑桥受损，失去了对四肢的控制，有些人甚至无法发声或呼吸。然而，他们的意识依然清晰，思维仍然正常。

科学家们在这些患者的头部，特别是运动皮层植入电极，以便他们能够在电脑上进行打字。具体来说，如果在患者的左侧运动皮层前外侧额叶植入电极，这个电极就能控制右侧身体。当患者想象自己用右手打字时，会产生特定的脑电活动。这些脑电活动信号会被收集并传输到患者身旁的电脑中，电脑对信号进行转化处理，将患者选定的字母显示在屏幕上。经过反复训练，患者能够通过“想象”，让电脑打出字来，尽管打字速度相对较慢，每分钟只能打两个字母，但这为患者提供了一种自主沟通的方式，弥补了他们之前只能通过眼动追踪表达的局限性。这是脑机接口的一种实际应用。

还有一些研究者正在探索利用大脑信号来控

制神经假肢机器人，这种装置最终可以穿戴在身上，帮助人们行走。简单来说，当你想让肢体移动时，大脑会产生特定的信号，这些信号会被传输到电脑上进行处理。处理后的指令则用于控制机械手臂，这一过程可能需要数年的时间，直到使用者与机械手臂完全融为一体。

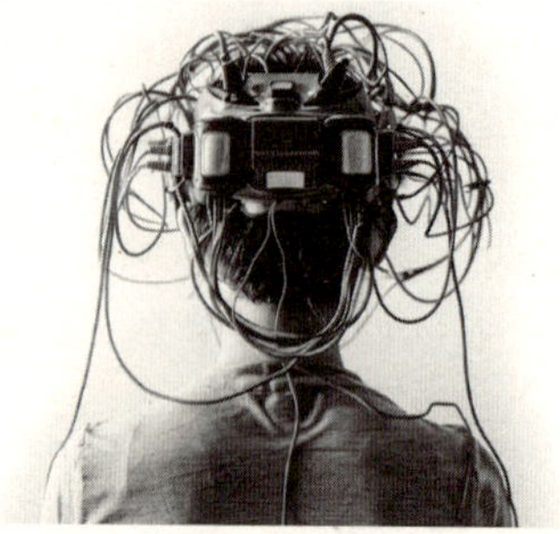

这就是脑机结合技术，未来有望让人们仅凭思考就能行走，这显然将极大地改善残疾人士的生活状态，是一件非常有意义的事情。

神经科学正在持续发展，随着我们对大脑知识的了解越来越深入，我们在科学、技术和药物开发方面将取得更多成就。

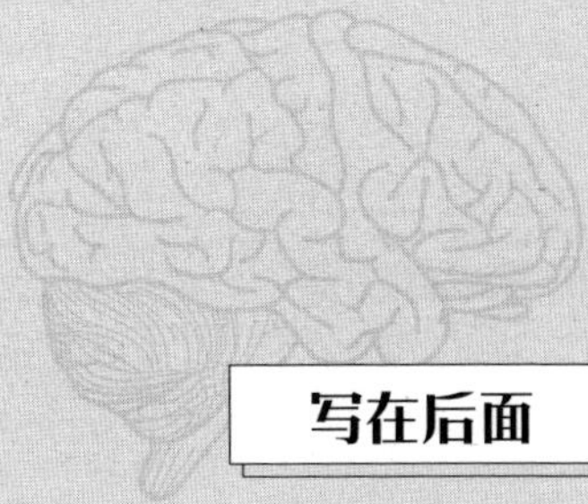

# 写在后面

大脑，这个“3 磅小宇宙”，是人世间最精妙的构造之一，仍有许多未知领域等待我们去探索。过去，我们曾将大脑视为一个黑箱，只关注外界信息的输入与行为的输出,却对其内部运作知之甚少。然而，随着脑科学和神经技术的进步，我们对大脑的认知将逐渐加深，对自我的洞悉也将愈发深刻。

展望未来，通过各学科的协作与交叉研究，我们相信终有一天能够全面理解大脑及其相关疾病，并找到有效的防治策略。

我曾经在哔哩哔哩网站向大家科普过脑科学的知识，在和听众交流的过程中，发现大家对大脑的认知都抱有极大的兴趣。经过重新加工、梳理，完成了这本《脑补——研究大脑　洞悉自己》，愿这本书能让我们每个人都能真正“洞悉自己”。

2024 年 12 月